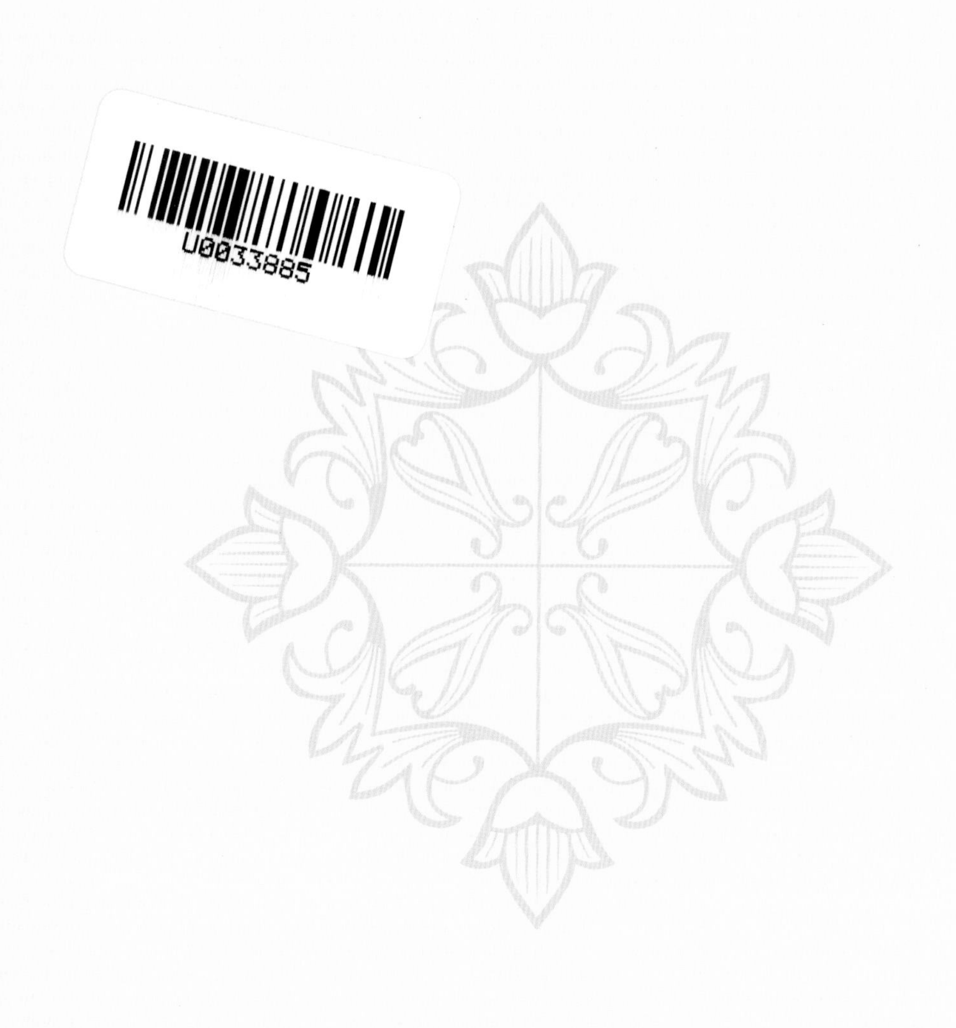

做基因的智者

一生受用的抗衰老養護之道

作者序 1

預知生命密碼之後，你的選擇是……

二〇一三年五月十四日，美國好萊塢知名女星安潔莉娜．裘莉（Angelina Jolie）在紐約時報（The New York Times）投書〈我的醫療抉擇〉（My Medical Choice），自曝她進行了預防性雙側乳房切除術，將她的乳癌風險由百分之八十七降低至百分之五以下。兩年之後，她又做了預防性卵巢摘除術。

裘莉是經由基因檢測得知，她帶有變異基因 BRCA1，再加上家族病史，使得她罹患乳癌風險高達百分之八十七、罹患卵巢癌風險也有百分之五十。她的母親是乳癌患者，在與病魔對抗了許多年之後，於五十六歲離世。基於喪母之慟的同理心，她決定不讓她的小孩有同樣的擔憂和悲痛，因此選擇了預防性手術，拿掉並未罹病的乳房與卵巢。

無疑地，「裘莉效應」引發了許多的震驚、關注和討論。然而，透過先進的基因檢測及遺傳諮詢等途徑預知生命密碼之後，面對可能的罹病（癌）風險，預防醫療所能做的最佳選擇，只有先行切除健康器官一途？對此，我深不以為然。

在醫學界與科學界的共同努力探索之下，已愈來愈能證實癌症與基因變異之間的緊密關聯。而致使基因變異，除了先天基因遺傳，後天的環境與生活習慣因素也是關鍵。也就是我常說的，基因或是與生俱來，但仍有百分之七十可以掌控於後天，只要好好對待自己的基因，顧好生命花園的基底，就可以迎來百花綻放、生氣勃勃的春天，盡情享樂人生。

照顧身體就好比栽培花園。一座未經汙染的花園，園裡的土壤有充足的養分、水分，自然枝繁葉茂、花朵盛開，萬物欣欣向榮、青春洋溢，如同年輕世代；但是，如果沒有細心照料，隨著時間流轉，有些汙染可能進入土壤裡，而土壤的吸收力有可能不如以往，汙染加退化，花園便逐漸零落，就好像人開始老化。

科學、醫療的進步，已有預防良策對抗老化和疾病。如何持盈保泰的關鍵在於，有沒有好好照顧、是否用對方法照顧，對花園、對人而言，都是一樣的。以往，醫療重點是「醫病」，等到生病了，才針對疾病做治療；現在，醫療重點是「醫未病」，先了解生理機制本質——基因，從處置根本來預防老化的提早發生並降低致病的風險，也就是，用對方法好好照顧自己的健康。

可預見的未來，「醫未病」將躍居醫療重點，更將大幅翻轉醫院的樣貌。在「未來醫院」裡，醫療功能與教育功能並重，服務的對象不侷限於病人，更多的是健康的人；上醫院，不是為了「驅凶」——看病、治病，而是「趨吉避凶」——預防疾病。

尤其，人類基因圖譜已於二〇〇〇年完成初步定序，破解了基因遺傳密碼，也開啟了基因資訊時代。自此，基因體研究機構陸續成立，基因資料庫的建制、基因大數據的蒐集，更強化了基因與精準醫療、預防醫學的全方位研究。前不久，鴻海集團布局的健康事業版圖，即是富士康攜手華大基因在精準醫療和預防醫學上的戰略合作，包括華大基因檢測儀的生產；或許，不久的未來，基因檢測儀將如同手機一般普及。

當基因不再是無字天書，而是可以透過檢測得知其中資訊，確切解密每一個人獨特的生物特徵（體質）時，最重要的是，如何判讀並進一步運用於健康的維護，加以從日常裡的飲食、營養、生活型態和內分泌去改善、優化基因，讓人的生命和生活更加美好。畢竟，風險並不等於病因，評估患病風險，是為了啟動風險管理控制，而不是陷入恐慌（或絕望）。

古往今來，長生不死、青春永駐，可謂千古夢想。而今，「延年」已成趨勢，人類的平均壽命以每年多三個月的速率持續往上攀升。面對長壽人生，是該有所歡樂的期待，更應該責無旁貸地為那可掌控的七成後天善盡人事，好好地、有智慧地對待自己的基因，做基因的智者，而非俘虜。

「人生有許多挑戰；面對那些可以掌控於我們手中的，我們應該無所畏懼。」裘莉在〈我的醫療抉擇〉一文中做了這樣的結語。是的，可以掌控於我們手裡的，我們都應該勇往直前，好消息是，除了預防性切除術之外，真的還有其他好選擇，例如：選擇適合基因的生活型態，便有可能戰勝基因遺傳；拒絕充斥於周遭的環境毒素的威脅，包括環境荷爾蒙、重金屬、PM2.5（細懸浮微粒）等。

健康而幸福的長壽生活，就是訴諸自己的身體，以智慧對待基因：趨吉避凶，順勢而為，而不是粗暴地除之而後快；基因若有弱點，就進行補強，不讓老化和疾病有趁虛而入的機會；還要，優化好基因，發揮基因最大的潛能，維持身心狀態於高峰。這才是智者的生存之道！

女法集團 王桂良 院長

作者序 2

下一步醫學 全人健康促進

行醫生涯一路走來，歷經許多心境的轉變與信念的提升。從救死扶傷的醫者天職，到深度關照每一位進入我診間的人們身心靈的需求，與疾病對抗的能力只是基本功，為所有相遇的生命打造更健康的身心，賦予每一個人更豐厚的無形資本，去追求各自的美好人生，成了我當前心之所念。

於是，對著日新月異的醫學發展要吸收融會，對著文明生活給人們帶來的身心壓力要感同身受，對著現代科技造成的環境衝擊不能無動於衷。

正因為抗衰老醫療是不折不扣的全人健康促進，有著針對每一獨特個體量身訂作的高度客製化保健策略，更時時刻刻面臨著跟歲月搶青春的不斷挑戰，我的工作日常永遠充滿向未知探索的無限熱情，隨時裝備好自己迎接各式各樣挑戰的十足活力。我想，這不正是永保年輕的最佳註解？

所以在此，我要深深感謝把自身健康託付予我的你們。是這一切，讓我們彼此都擁有了能量充沛的豐盛人生！

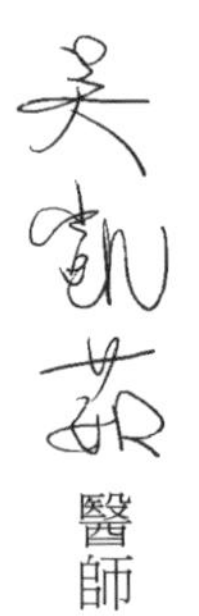

醫師

基因補強　治療先於病

我原由一個資深專業的外科醫師起家，二十年來在臨床上幫助無數大腸直腸癌患者進行手術及治療，常常自我陶醉於外科醫師完美手術的要求，但是已成事實的腫瘤，讓患者和家屬在疾病治療中仍然面臨巨大的痛苦與身心不適。如果能夠在疾病發生前即能以預防醫學的角度避免腸道息肉與腫瘤的發生，必能免於進入生病的狀態，因此我毅然投入了這個抗老化醫學的領域，我把自己從零開始，改變以前只知用藥、用手術解決疾病的偏頗，整個思考邏輯完全改觀，我相信當初的抉擇是正確的。

歐美日韓等國在十多年前即針對細胞治療應用於癌症、心臟、自體免疫、糖尿病、神經系統修復等，證實自體的脂肪幹細胞具有組織再造與修護器官的功能。所以透過預防醫學的概念，知道我們身體基因的弱點，針對我們的弱點去補強它，在身體穩定的狀況下儲存我們的幹細胞，相信日後運用這些細胞必是再生醫學的重要利器。

馮俊彬
醫師

了解基因
通往健康的金鑰匙

在實證醫學與精準醫療的時代，抗衰老醫學也是「個人化」精準醫療的體現。自瞭解自我的基因做起始，從荷爾蒙、免疫、自律神經、營養各個面向，結合自然老化與疾病的病生理學為基礎，利用功能醫學的檢測，對現有的身體功能做完整評估，並且瞭解環境因子對身體的影響，再據以設計出客製化的保養與治療計劃，適切地管理與執行，讓人體的細胞、組織、器官至系統層次，全面活化、維持年輕，達到健康長壽的目的，我參與本書的製作，就是期待書中的知識能成為讀者擁有開啟、通往健康長壽大門的金鑰。

柯威旭 醫師

Key

008

⁝⁝⁝

009

推薦序

（依姓名筆劃順序排列）

王克捷 **緯來電視網執行長**

治療醫學大翻轉！沒有人應該受到「天生」、「遺傳」的限制。

王志剛 **中國信託創業投資股份有限公司董事長**

即便有千萬種能力，你可以征服世界，甚至改變人種，你沒有健康，只能是空談。

陳肇隆 **亞洲肝臟移植手術之父、中國工程院院士、高雄長庚醫院名譽院長**

這是一本預防醫學好書，深入淺出，值得一讀再讀。

吳伯雄 **中國國民黨前主席**

「疾病有成千上萬種，但健康只有一種」。做基因的智者的全醫療觀點，更是證明，世間唯有健康才是王道。

姚仁喜 **美國建築師協會榮譽院士、大元建築工場創始人**

健康是身為人的第一幸福。

胡定吾 **生華生物科技股份有限公司董事長**

青春是生命中最美好的一段歲月，如果有健康的身體，卻能讓我們的精神狀態始終待在如同青春的時光。

張平沼
海峽兩岸商務發展基金會董事長
再多的財富也買不回我的青春歲月；但抗衰老卻能幫助我從自然生活中，找回年輕時的健康與活力。

許勝雄
全國工業總會理事長、金仁寶集團董事長
上醫醫未病，常保青春不是夢。運用醫學科技成果，教我們活得青春健康又長壽。

曾雅妮
世界女子職業高爾夫球前球后
健康是自然所能為我們準備的最珍貴禮物，也是人生最大的享受。

辜仲諒
中國信託慈善基金會董事長
我認識王桂良院長已經20多年，他從治療重症的醫生轉為抗衰老研究的專家，他曾經幫助了我和許多我的朋友與家人。「預防醫學」是長壽之道，不只能幫助人更可以救人，是給家人、親朋好友最好的禮物，如今不吝分享此一秘訣，正是他半生精研醫術的登峰造極成就！

鄒開蓮
Oath 亞太區董事總經理
幸福的首要條件在於健康，有健康就有希望，有希望即有一切。

盧超群
美國史丹佛大學博士、鈺創科技公司創辦人、台灣半導體產業協會前理事長
健康是智慧的條件，是愉快的標誌，正確而良好的醫學知識才能帶來健康的身體。

CONTENTS

目次

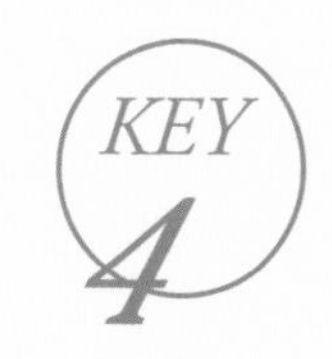

經營年輕

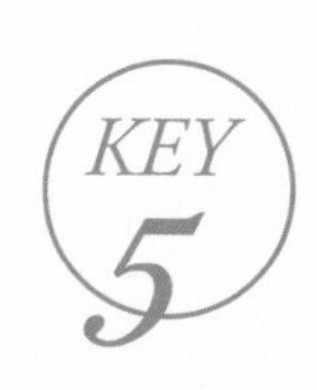

果真如此？！

KEY 1

智者生存

KEY

1-1

基因解密

隨著人類基因體計劃（Human Genome Project）的完成，人類的基因密碼已經可以被完整解讀。現在，全世界的科學家所專注的焦點，就是如何運用這些基因密碼的意義，尤其是用於對抗老化、疾病及癌症上。

例如，科學家已經發現，疾病並不只是取決於遺傳基因，也不是無解的宿命，檢測特定的SNP（Single Nucleotide Polymorphism，單核苷酸多型性），了解自己是否有較高的風險罹患某些疾病，可以幫助我們「趨吉避凶」，經由調整生活型態、飲食習慣等，使基因表現更符合個人體質需求，再透過醫師的監控與指導，就能夠遠離疾病。

什麼是SNP？科學家經過基因密碼的比對發現，每個人的基因都有其獨特性，在人與人之間的眾多基因差異中，有許多是單一基因密碼的差異，這種基因變異的現象稱為「單核苷酸多型性」，簡稱SNP。藉由SNP檢測，可以找到疾病的易感基因，進而預測潛在或遺傳疾病，再據以介入干預個體的生活和飲食，也就是量身訂做的個體化健康、養生管理，以預防疾病的發生。

後天可以改變先天：環境因素

基因會決定我們的膚色、髮色、眼睛的顏色、體型等，這些無法改變的樣貌特性，我們稱之為遺傳。大多數人對遺傳採宿命觀，認定遺傳基因是命定的、無法改變的。不過，已經有許多證據指出，透過外在環境、營養攝取、以及生活的調整，許多遺傳的性狀也可能改變。

以日本人的身高為例，從二次大戰之後到現在，平均身高已經增加了將近十五公分，然而他們的遺傳基因在這數十年中並沒有大幅度變動，只是因為成長的環境、營養攝取的不同，就形成了外型上的改變。

另一個明顯的例子是愛斯基摩人。愛斯基摩人生活在近北極圈的環境當中，以多油脂的肉、飽和脂肪為主食，少食蔬菜，但卻罕患動脈硬化疾病。然而，當愛斯基摩人移居城市，開始和城市人有相同的飲食習慣之後，動脈硬化、心臟血管疾病的比例就呈現數倍的成長。

這兩個例子說明，影響人類健康的因子，環境與基因至少同樣重要，甚至環境因子的影響力更大。

近年來，「表觀遺傳學」（Epigenetics）研究有大幅進展，上一代傳給下一代的遺傳資訊，確實會因應環境刺激而有所改變，更加確認了環境、飲食等因子對於基因表現的影響力。

風險並不等於疾病：基因型vs表現型

人類的疾病並非單由遺傳而來，而是由遺傳基因與環境因子共同影響的結果。

就近年來的分子生物學的發展，以及人類基因體計劃的進行，都發現有許多疾病的確與我們的基因有很大的關聯。例如：肥胖、心血管疾病、老人失智症、糖尿病、骨質疏鬆、憂鬱、焦慮等，甚至某些癌症，科學家都發現有其特定的基因。身上帶有這樣的基因，的確會有較高的致病風險。但是，風險並不等於疾病。

相對於上述遺傳基因所決定的「基因型」（Genotype），受環境、生活型態及營養狀況的共同作用，而實際影響健康的表現是為「表現型」（Phenotype）。

以同卵雙胞胎為例，他們的 DNA 是一模一樣的，可是到了七、八十歲時，他們的基因表現卻不完全相同。因為，數十年的人生歷程下來，各有不同的歷練（環境因子），兩人的基因亦以各自獨特的模式表現。

不要挑戰基因的弱點：選擇適合的生活習慣

所以，倘若一個人的「基因型」很好，平時生活也很注意保健，他將有很高的機率可以維持健康；但是，如果他平時只愛大魚大肉、暴飲暴食，加上每天喝酒、熬夜、壓力很大、又缺少運動，就算基因再好，可能也無法遠離疾病。相對的，一個人若知道自己的基因中有哪些疾病的風險，日常就非常注意地避開不利因子，他很可能一輩子也不會罹患上那些疾病，這就是環境因子對「表現型」的影響。

簡言之，**一個人對待基因的方式，會決定他健康或疾病的表現**。不要粗暴地對待有弱點的基因，不要去挑戰基因的弱點，而是避開會讓風險雪上加霜的不利因子，讓疾病沒有可趁之機。

所謂的環境因子，包括了病原的感染、化學、物理、營養、心理與行為等因子，也就是病菌感染、毒素、生活型態、飲食習慣、壓力等。有些基因變異確實會造成明顯或嚴重致命的遺傳疾病。例如：血紅素的基因突變會造成鐮刀型血球貧血症。而大多數的基因變異並不會造成明顯的遺傳性疾病，但是會影響個體對環境因子的敏感程度，甚至藥物的反應可能也會因此不同。當然，每個人的健康情形、以及與許多慢性疾病之間的關聯也會因此不同。

預知死亡紀事？SNP 的定義

透過了解自己的基因變異，特別是與特定的疾病有關的 SNP，可以用來預測健康狀況，以及是否對某些疾病有較高的罹患風險。有些人可能會認為，最好不要去知道自己基因中隱藏的訊息，因為這些訊息可能會透露有關自己死亡的時間和方式。有些人則認為，了解自己的基因之後，會對自己的未來抱持決定論和宿命論的觀點。但是，人的疾病並不完全決定於自己的基因型，許多研究都指出，由遺傳和環境因子相互作用所表現出來的「表現型」，包括：個體所有的身體、生化和生理性狀，才是決定一個人是否健康的真正關鍵。

因此，自己是否有與特定疾病有關的 SNP 基因型，其實並不是疾病的診斷，而是預知某些疾病在自己身上發生的關聯程度，讓人可以提早預防這些疾病的發生。這樣的檢驗結果，必須與其他的血液生化、臨床的觀察問診、以及病理的檢查結果結合，醫生才能夠針對個人的基因型，給予營養、飲食、生活習慣、或醫療上的建議與處置，這就是所謂的「預測醫學」。而在預防醫學上的應用，就是要讓人們提早以分子檢測發現不良的基因型，進而積極在飲食、生活習慣和環境等因子上多加導正，預防發展成為疾病。

FOCAL POINT

關於 SNP

用於預防醫學的 SNP 需符合以下兩大條件，才具有意義：

❶ 與疾病的發生有關，且在族群中有高比例的出現頻率

國內外均有許多關於 SNP 的研究，但 SNP 有種族差異性，不同人種的研究結果，可以作為參考依據，但並不一定符合國人的真實狀況。因此，基因檢測所選擇的 SNP，一定要與國人的疾病發生有關，同時在族群中有高出現頻率，才具有檢測的意義。

❷ 基因表現可以被改變

有些基因的變異會造成明顯且嚴重的遺傳性疾病，這一類的基因一旦被檢測出來，就只能讓人等待疾病的發生，而且幾乎無法解決。了解這樣的基因變異，在預防醫學上並不具有太大的意義。

真正具有預防保健意義的基因，必須是能夠透過行為與生活型態的改變、營養補充、飲食的調整，來改變基因的表現，或是補救基因表現的不足之處。如此，在檢查出具有哪些的疾病相關 SNP 之後，醫師才可能據以做出最適合的處方建議。

KEY 1-2

春之花園

人的身體好比一座花園。年輕時，花園裡的養分、水分充足，也未經汙染，花兒自然嬌豔動人；隨著歲月增長，一來，汙染滲進土壤裡，二來，土壤的消化和吸收能力衰退，即使施了肥，也未見起色，於是花草漸漸凋萎，就像人開始老化。汙染和機能低下，並非不可逆轉，但若坐視不理，終究導致花園荒蕪；想要迎來滿園春色，需要智能管理與呵護。這道理適用於花園，也適用於人。

如何逆轉老化？就是要追本溯源了解衰老的原因與過程，再據此以採取措施扭轉或延緩老化。倘若看到病蟲害就噴藥、覺得土壤貧瘠就施肥，就像人病了就投藥、精神萎靡了就靠提神物品，只是頭痛醫頭、腳痛醫腳，除了治標不治本之外，還有可能加重根本的負擔。

根本是什麼？就花園來看，是土壤。先解析土壤為何生病或被汙染，然後從根本去排除病因或汙染，再灌溉、施肥補強。土壤淨化了、肥沃了，再視風土條件栽種合適的植物，便能再現繁花錦簇的榮景。

對人而言，**影響老化與疾病的因素有三大項：年齡、環境、生活。年齡因素影響內分泌系統，環境因素改變免疫系統，生活作息因素調節自律神經系統。**抗衰老治療從這三大根本下手，平衡人體內的內分泌、免疫和自律神經系統，改善基因表現，活化細胞機能，促進新陳代謝，讓身體由內而外展現最佳功能，除了不易生病，精神、活力、認知能力也都提高了，人就顯得健康、年輕了，明豔如盛開的花朵。

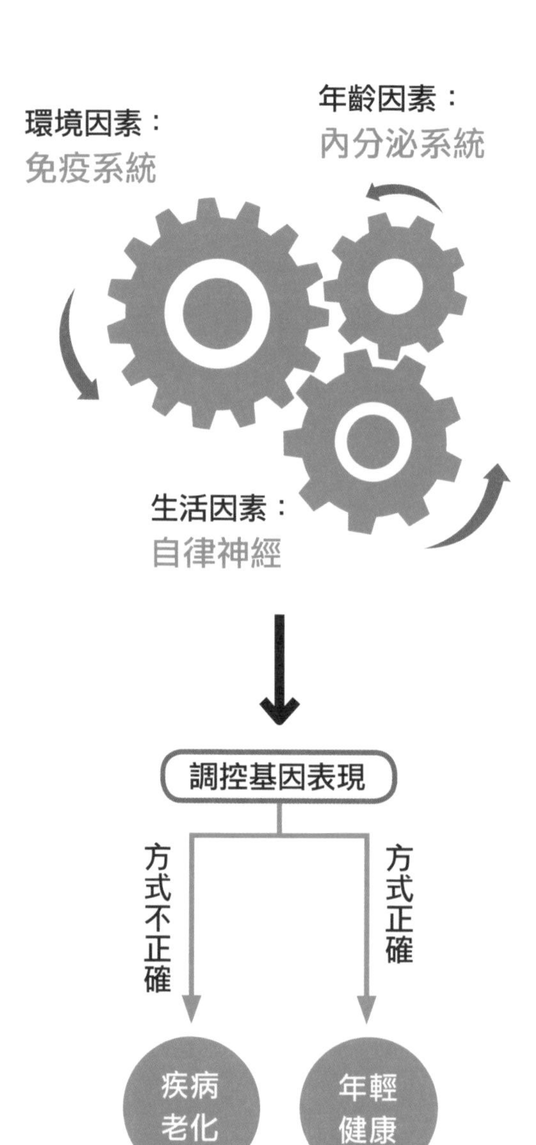

不只抗衰老，還要先發制老

現代人不只怕老，還怕「初老」。三十歲，就是亟被現代人在意的一道關卡。

這是有所本的。因為，人的身體機能在二十多歲時會到達顛峰，之後便緩慢衰退。所以，在告別二字頭、邁入而立之年時，心理上會有所恐慌，不無道理。

「初老症狀」，到Google打上這幾個關鍵字，就會跳出各式各樣的相關流傳，例如：生理時鐘失序、常露疲態、需要隨時備有提神物品、有小腹、臉上出現細紋、腦子不靈光、經常忘東忘西、開始注意醫藥保健資訊、開始重視養生和吃營養補給品……

把這些粗略的跡象界定為「老」，或許言過其實。不過，衰老現象的確可能因為個人的環境因素、生活型態等，而在三十歲不到之際就提早報到。

不想衰老得太快，就要先發制老，及早啟動抗衰老模式，以減緩身體機能衰退的速度，延長成熟且健康的顛峰時期。

青春之鑰，開啟不老之門

人類平均壽命逐年往上攀升，懼怕歲月不饒人的年齡層卻是往下降。所幸，歷經長久的努力，抗衰老醫學終於找到了青春之鑰！

老化，並非開始得不知不覺，或是不能喊停。過去，普遍認為，老化是不可逆的自然規律，是無需對抗的。然而，愈來愈多的資訊、研究和證據顯示，老化或許是自然規律，但衰老的時程是可以掌控的，凍齡、逆齡並非遙不可及的夢想。因為，老化不單純只是生物學上的結構與機能衰退，也與生理、心理、社會學息息相關。每個人的生活的歷程，包括：飲食、起居、情感、工作、壓力……各個層面都會影響其老化的速度，有些人會未老先衰，有些人卻愈活愈年輕。

因此，抗衰老醫學不單只是探討如何延年益壽而已，而且是一門尋求對於健康的完全照顧的未來醫學，目的是：預防疾病產生、改善既有病痛、逆轉老化。同時，也是一門個人化醫療，因應每個人身體、環境、生活狀況的不同，抗衰老療程必須藉由專門醫師進行量身訂做且全面整合性的計劃，絕非單單服用抗氧化劑即可達成。

任憑時光飛逝，你只能感嘆年華不再？轉個心念，從現在就正視「老」並開始「抗衰老」，儲備健康的本錢，有準備地與歲月一起向前行，無論是輕熟年、熟年、甚或垂暮之年，都可以愉悅地享受生命之春。

KEY

1-3

超級人類

當長壽成為趨勢，「長命百歲」四個字，不再只是生日祝賀辭，而是愈來愈貼近的事實。長長的人生，尤其是新老歲月（new old age），你想要怎麼活？大家應該都會這麼期望：「不只活得久，還要活得好！」

拜醫學、科技進步之賜，老化的因素已經可以盡量避免，衰老的時程也能延緩。許多臨床實證，抗衰老療程可以有效逆轉老化，延長生命的最佳狀態，使人健康長壽又不隨著年紀增長而顯老。

科學家甚至野心勃勃地推測，以現代科技驚人的進展，可能加速人類的演化，而且，速度超乎想像。或許，在下一個世紀，體能非凡、外表凍齡、長生不死的超級人類，將不再只是出現於科幻電影裡的虛構物種。

不過，在超級人類成真之前，我們先要務實面對超高齡現實，以積極的實踐力，即刻啟動量身訂做的抗衰老計劃，保持年輕體態、病痛不纏身、神采飛揚、有尊嚴、有質感地生活，盡情享受長壽帶來的好處。

「不老」是趨勢：抗衰老的健康王道

返老還童、長命百歲，並非現代人的專利。中國歷代君王尋求長生不老之藥的傳說不斷，更不乏見。中國後宮妃嬪為求寵幸，汲汲營營於各式祕方，務求貌美如花、膚如凝脂，永保年輕艷麗的體態。

可見，「抗老」是一門多麼歷史悠久的課題！幸運的是，現代人抗衰老可以更有效能，不必像古代人那樣求仙問卜、吞下不明丹藥，最後卻在希望與絕望的夾縫中抱憾而逝。

已經有愈來愈多的醫學證據顯示，很多重大疾病，包括癌症，都與老化有關。所以，想要維持年輕與健康，先要「不老」，也就是抗衰老。被動地等到病了，才頭痛醫頭、腳痛醫腳，已經落伍了。從根本去預防疾病的發生，讓生命不受病痛和各式侵入性治療的折磨，重點是還能保有青春體態與體能，這才是王道。抗衰老醫學正是一門追本溯源、全方位照顧健康的醫學，是未來醫學的趨勢。

優化基因表現，展現最佳平衡

不能求神問卜，也不能問魔鏡，那就問問基因吧！既然基因密碼已經透露出那麼多有關老化、疾病與癌症的訊息。更何況，你對基因的控制能力，遠超乎你所想像。

面對壞基因——有缺陷、不正常的基因，可用補強的方式對待，不必趕盡殺絕；善待好基因，優化它的長處，它會回饋得更多。以智能管理基因，從了解基因特性，到調控基因表現、激發基因潛能，基因升級了，生命力與品質也就跟著提升。距離長生不老、體能無窮的超級人類，也就更進一步了。

抗衰老醫學所提供的個人化醫療，即是依據個人基因的獨特性，量身訂做專屬抗衰老療程，先經由基因檢測找出基因的弱點，再從內分泌、免疫、自律神經三大方面去補強，優化基因表現，建立指令系統，活化細胞功能，促進新陳代謝，進而使人體各項機能維持在最佳的平衡狀態。

顧好端粒長度，維持自我修復模式

在老化過程的研究發現，每一次的細胞複製過程中，細胞染色體末端的端粒

（Telomere）就會減短一些。端粒的作用是保護染色體，避免染色體末端的基因受損，也是決定細胞是否繼續複製的開關。端粒的磨損程度會影響身體機能的老化速度，而氧化、壓力、紫外線、抽煙、酗酒也會使端粒變短，進而加速老化。

每個人的細胞染色體端粒的長度是在出生時就已經決定的，當端粒的長度消耗殆盡，細胞便不再複製。而隨著細胞停止複製，器官組織無法進行自我修復，殘缺便會日漸累積，人體就會逐漸衰竭而死。端粒，與老化相關，也決定壽命。

健康的端粒是重要的，但端粒的長度可以維持或增加嗎？科學家發現，端粒酶（Telomerase）能夠修復端粒，讓老化的細胞回春；不過，端粒酶同時也是鑑定癌細胞的特徵之一，癌細胞通常擁有異常活躍的端粒酶，讓癌細胞不受控地生長。如何安全地誘導端粒酶運作，用以抗衰老、治療細胞，而非助長癌細胞，還有待研究。

訂做一個超級嬰兒

基因治療可分為兩個層面：改善基因表現、改造基因。前者應用於抗衰老醫學，可以延緩老化、預防疾病。後者亦已應用於訂製胚胎，協助帶有致罕見疾病基因的人繁衍健康的下一代。全球首例「三親嬰兒」已於二〇一六年以美籍華裔醫師為首的醫療團隊協助下，於墨西哥誕生，這名嬰兒帶有來自父親、母親和一名卵子捐贈者的基因。經由胚胎基因改造，修改遺傳基因，企圖使這名「三親嬰兒」健康成長。

暫且不論道德爭議，訂製胚胎（基因改造胚胎）確實是生殖醫學一大進展，科技一再神速進步，帶有超完美基因組合的「超級嬰兒」是否已不遠矣。

KEY 1-4

未來醫院

未來醫學的趨勢是「醫未病」，以全方位的健康管理與照護，預防疾病於未然。未來醫院的樣貌更是全面翻轉傳統醫院的情景，以智能、科技、精準、健康、人性為關鍵詞，醫療模式更趨人性化、個人化的革新，就診將因此成為愉快、療癒且安心的經驗，個人可以自主地、更有依據地決定自己的健康願景。

說是「未來」，其實，這樣的轉變已經是進行式，也就是大家愈來愈熟悉的「抗衰老醫學」。愈來愈多醫學研究找出了老化與疾病、癌症之間的密切關聯，確定抗老有助於預防疾病。抗衰老不僅是外表回春，同時也能積極預防疾病，維持健康活力，腦部思緒、肢體協調能力變得敏捷，動脈血管更有彈性，骨質也增加了，慢性疾病也獲得顯著改善。

量身訂製的全方位抗衰老計劃

長壽年代的來臨，帶動養生、抗老風潮。大家都想在漫漫人生裡，健康、光采地活著，並在年老壽終正寢時仍保有夭夭之貌。於是，逆齡、凍齡、無齡、止齡、回春、長春、不老……推陳出新的抗老詞彙成了熱門關鍵詞，醫美大行其道，美容保養品、保健食品琳瑯滿目，食譜、餐廳標榜養生，相關書籍登上暢銷排行……抗衰老成了時下的夯行業，坊間的抗衰老招式千百種，譁眾取寵的行銷語彙，眼花撩亂之餘，還令人迷失、疑惑、不知所以。

事實上，抗衰老醫學是一門全方位的臨床醫學，反轉傳統醫療「治病」的被動態勢，以主動態度預防、逆轉疾病的產生。抗衰老，既是專門醫學，理應尋求專業諮詢與協助，訂定一套個人化的抗衰老計劃，依據個人的衰老狀況，量身訂做專屬的全方位療程，並在專業的追蹤、監測之下執行，還要隨時精準調校，才有可能收到實效。

Step 1 抗衰老評估——檢測與評量

抗衰老計劃的第一步，首先要進行抗衰老評估。透過口腔黏膜細胞、血液、尿液檢驗，進行包括：生活型態基因、新陳代謝機能、內分泌機能、免疫細胞功能與活性、老化生理指標等檢測；了解先天遺傳特質，評量身體的生理機能，包括解毒能力、抗氧化能力、自律神經功能、腸道菌叢是否平衡、以及身體對營養素的實際需求等；並檢測身體是否暴露於環境毒素及重金屬的汙染，以及食物過敏。

評估一定要經由精密且高端的檢測，蒐集有用的數據與資訊，確實瞭解個人老化與疾病的原因和風險，若沒有跨出這第一步，只是自行貿然採行抗衰老的行動或飲食，就如同無頭蒼蠅般，最終只是徒然耗費寶貴的時間與金錢。

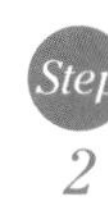

2 個人化療程

有了精準的檢測之後，還要有專業的判讀，來定義這些數值。對於檢驗報告，抗衰老醫學的標準顯然較傳統醫療來得嚴格。差別在於，傳統醫療專注於診斷和醫治疾病，抗衰老醫學在於促進健康和預防疾病。傳統醫療認為，沒有病就沒事了；但抗衰老醫學卻認為，沒有病不等於健康。傳統醫療認定，數值落在正常區間就是正常；抗衰老醫學卻會特別在意那些處於正常邊緣的臨界區域數值，那很可能正是人體發出的警訊。

建立了客戶的基本健康資料，知道了客戶身體不足或失衡之處，抗衰老醫生便能據以量身訂製專屬於客戶的抗衰老計劃，從整體的根源打造療程，包括：解毒、新陳代謝的提昇、荷爾蒙的調整、基因和健康弱點的補強、細胞組織的修復、腸道益生菌的建立等，全方位照顧到客戶的飲食、營養、生活形態和內分泌等。以符合個人DNA的專屬營養素與飲食、生活型態建議，從日常中去補強基因的弱點、優化好基因，調整基因表現，發揮基因的潛力。

這裡有一個很重要的觀念：整合。不同於傳統醫學的頭痛醫頭、腳痛醫腳，**抗衰老醫學將人體視為一個「整體」對待，深究每一個數值和症狀的根本，釐清基因、內分泌與環境、生活型態等方方面面之間的錯綜複雜脈絡，再進行整合、評估**，才能訂定出全方位的個人化抗衰老計劃，「全面照顧」到健康。

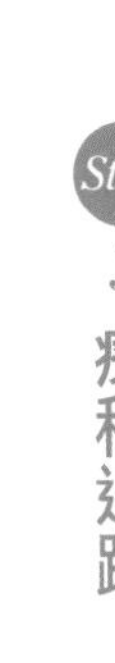

Step 3 療程追蹤

抗衰老計劃開始執行之後，還要適時進行追蹤檢測老化生理指標，監控身體的變化與進展，以精準調控治療內容，透過長期且持續的療程，真正落實個人化的醫療照護，讓客戶的健康、活力與外在都維持在最佳狀態。

Step 4 細胞儲存

醫療的進步和生物科技的進展，細胞治療與基因工程已不是夢想，讓抗衰老與癌症治療又多一項選擇，以自體細胞來延緩老化、修復組織、治療疾病。及早將調理好的健康細胞儲存起來，便能給未來多一層保障。

不馬虎的持之以恆保養

當分子醫學進一步發展時，我們會發現所謂「正常」的人代表的是，目前沒有生病，但是需要更多的某些營養來維持身心健康並預防老化相關疾病；判斷營養是否充足的標準，包括：精神力是否充沛、指甲和毛髮的生長速度、睡眠的品質、調節情緒的能力、記憶力是否良好、傷口癒合速度等。

我們對於健康的控制能力其實比想像中來得大，科學家積極發展出許多方法來瞭解生理機能的運作，並且利用各種方式來改變基因的表現。很多人在進行體適能（physical fitness）改善計畫後，發現他們的體力變好、身材改變、胃口較正常、睡得較安穩。對於這些改變，簡單解釋就是「運動有益健康」，而較正確的解釋應為「適度規律的運動改善了基因的表現」。

在健康警訊出現的時候，如果立即設法改善，通常身體可以恢復到健康的狀態。可是，許多人畏懼做年度健康檢查，尤其視看報告如判刑，擔心數據出現紅字，或是診斷出罹患疾病。因為，平時沒有好好保養自己的身體，所以，每年的健康檢查成了等待不知何時會降臨的疾病通告。

我們的身體，需要持之以恆的照顧，而不光是一年一次的健康檢查，更不能還沒到生病階段就自覺很健康。每天都為自己的健康多做一點有益的事，隨著年紀增長仍可維持年輕健康的狀態，長壽的生命才能更光燦、有意義。

抗衰老療程

Step 1 抗衰老評估 → 口腔黏膜、血液、尿液檢測
瞭解老化與疾病的原因

Step 2 個人化療程 → 從基因根源
打造個人專屬療程

Step 3 療程追蹤 →
❶ 適時追蹤與監控
❷ 精準調整治療處方及內容

Step 4 細胞儲存 → 給未來多一層保障

資料來源：安法抗衰老醫療集團

MEMO

KEY *2*

基因升級

KEY 2-1

趨吉避凶

科學家發現，遺傳基因並不是無解的宿命。身上帶有與某些疾病有關聯的基因，不代表一定會罹患這樣的疾病。相對的，許多和老化有關的疾病如：心臟病、糖尿病、關節炎、消化功能障礙、認知功能減退以及某些癌症等，並不是老化的必然結果，而是因為個人的飲食內容、營養攝取、生活方式和環境的選擇等方面，無法配合個人遺傳基因的需求，所造成的結果。

透過基因的檢測，可以了解自己身上是否具有一些與疾病有關的基因。但最重要的是，在知道這些資訊之後，如何在生活當中去減低這些基因帶來的健康風險。例如：得知自己身體對於酒精的代謝能力不好，在平時就需要注意避免酒精的攝取；如果發現自己有心血管疾病的基因，就需要時時追蹤血管狀況，並且補充特定的營養素來降低動脈硬化的風險。

避凶——不要去挑戰基因的弱點

現在醫學對於SNP的研究，已經可以檢測與數種生理功能或疾病有關的基因，包括：與罹患骨質疏鬆症、心血管疾病、老人失智症罹患有關的基因，以及與免疫功能、分解酒精的能力、代謝女性荷爾蒙的能力、分解毒素的能力等生理功能有關的基因。

以解毒功能相關的基因檢測為例，若檢測報告是指向該人士對燒烤食物或香菸中的毒素分解能力不足，就需盡量避免接觸這些毒素，同時醫師也要定期追蹤病人的肝臟功能，看看是否肝臟的解毒負荷過大。另外，還需要補充能幫助這些毒素分解的抗氧化劑、維他命B群等營養素，而且其需求量會比一般人更大。

趨吉——速配基因的生活

基因遺傳學的發展，最重要的價值就是，讓我們知道該如何讓細胞內最好的基因表現出來，同時抑制那些會造成生理功能降低、提前老化和發生疾病的基因。民以食為天，「讓食物速配你的基因」成了熱門話題，其實，不只是食物會有影響，我們應該思考的是，讓所有生活當中的所作所為，都速配自己的基因。

要讓自己的所作所為得以配合自己的基因，最重要的是要先了解自己的身體到底有哪些的疾病風險，並且從平時的生活內容裡，例如：飲食、生活作息、運動習慣、生活型態等各方面的調整，去減低這些危險因子。另外，也要透過醫療的照護、營養的調整、荷爾蒙的補充，以及其他的治療方式，把身體調整到最佳的健康狀況。同時，也必須定期由醫師來監控身體的狀況，特別是各種危險的疾病因子。

由於每個人的基因都有不同，造就了不同的身體特質。因此每個人都應該學會如何利用適當的營養和生活的改變，來改變基因的表現，以預防提早發生的老化現象。只有自己每天的所作所為，都適合基因的需求，這樣才能真正的讓自己長保健康，遠離疾病。

不屈服於遺傳的有解宿命

基因圖譜的完成，協助找出許多疾病的致病基因，也找到經由飲食、生活習慣和基因溝通的方式，控制老化和致病的過程。也就是說，有些基因確實會導致疾病，但並非無解的宿命，不必認命地向遺傳屈服。

例如：CAPN10和apoE4基因的發現，就幫我們找到了降低罹患糖尿病、失智症和心臟病的途徑，只要透過飲食、生活型態的調整，再輔以專業的醫療協助，就能夠拉遠與這些惱人疾病的距離。

CAPN10：提早解除罹患糖尿病的風險

科學家發現了造成糖尿病的基因CAPN10，醫生可以藉由檢測CAPN10基因正常與否，使罹患糖尿病高風險的人提早接受飲食及生活習慣的指導，預防他進入糖尿病病程。

我們身上所帶有的基因記錄了我們個人的生理特質，當然也包括了一生中可能罹患的疾病風險，這樣的紀錄稱為「基因型」，但是基因型與實際上個人的健康情形卻不能畫上等號。除了某些早期的遺傳性疾病，例如：造成低能、肢體障礙的單一基因遺傳疾病以外，對於許多慢性疾病而言，我們的基因本身並不會造成疾病，多數的情形是因為個人所選擇的生活或飲食方式改變了基因的表現，導致身體呈現出疾病的症狀，因此，基因並不是造成這些疾病的唯一因素，而是環境、生活型態以及營養狀況的共同作用，使基因呈現出來的「表現型」。

Dr. Sandra Steingraber 是知名的美國生物學家、作家和抗癌鬥士，長期研究環境因子對人類健康及癌症的影響。她是膀胱癌患者，她的母親、舅舅和祖父都患有某種癌症，大家總認為她是遺傳了癌症的基因，然而她是被領養的，與她所成長的這個家族並沒有血緣關係。**同一家族的人擁有相同的基因，也同時擁有相同的生活環境。**飲食、環境、生活方式以及接觸有毒物質等等，都會共同作用而改變個別基因的表現。這些因素可能使基因的表現型促進健康，也可能會造成過早的疾病和死亡。因此，疾病雖然受到基因的影響，但不是既定的命運。

現階段，我們身上遺傳的基因型還無法改變，但顯然我們可以控制基因的表現型，讓原來致病的基因不至於表現出來，CAPN10 基因的發現與檢測，以及對於帶有不正常 CAPN10 基因的飲食與生活建議，就是個具體的例子。

apoE4：罹患失智症或心臟病機率較高

年過四十，很多人感覺記憶力似乎開始衰退，第一直覺便是：「我大概老了！」對於「老」，可能大多數的人只把它視為理所當然的過程，但是當自己開始經常忘東忘西時，通常會讓人在意的是自己會不會開始喪失記憶或是失去清晰思考的能力，也就是所謂「老人痴呆」的情形。

其實，記憶力減退，例如經常忘了眼鏡放在哪裡，並不代表就是患了失智症，但如果已經不知道原來「自己有戴眼鏡」這回事，才是失智症的症狀。

是什麼原因造成老化時的失智現象？當人體開始老化，有許多遺傳基因和失智症、認知功能和記憶減退有關，其中最常見的是 apoE4。apoE 是血液中一種脂蛋白上的蛋白質，形式共包括有：apoE2、apoE3 和 apoE4 三種亞型。每個人的基因型是由父母共同決定，因此，基因型是由 apoE2、apoE3 和 apoE4 其中兩種血型所形成的組合，例如 apoE3/E3、E3/E4 等。

一般而言，帶有一個 apoE4 基因的人，比較容易罹患失智症和心臟病。如果，同時從父親和母親都獲得 apoE4 的人，罹患這些疾病的風險就比一般人大得多。另一方面，從父母雙方或其中一方獲得 apoE2 的人，比較不容易罹患心臟病和失智症，這表示這種基因型可能具有保護的作用。現在的分子醫學檢驗室已經可以鑑定出 apoE 的基因型，所以，人們在年輕時就可以知道自己是否帶有容易罹患失智症或心臟病的這項特徵。

然而，知道自己帶有基因型的風險是一回事，而是否能夠採取某些措施來預防形成疾病，又是另外一回事。只要我們採取正確有效的方法，即使是帶有

apoE4 的基因，也並不表示一定會罹患失智症和心臟病。

apoE 是脂蛋白的組成之一，主要參與脂質的運輸和代謝。在三種基因型當中，apoE4 基因型似乎最容易受高脂飲食影響。為了降低罹患失智症和心臟病的風險，帶有 apoE4 基因型的人對於飲食的選擇，必須比帶有 apoE2 或 apoE3 的人更為小心。芬蘭的一項研究中指出，同樣食用高脂肪飲食，帶有 apoE4 基因型的人出現心臟病危險因子，包括血膽固醇升高的機會，就比帶有 apoE2 或 apoE3 的人大很多。然而，當帶有 apoE4 基因型的人食用低脂肪飲食，他們的血膽固醇並不會增加。這項研究結果表示，對於帶有 apoE4 基因型的人，可以藉由改變飲食預防可能發生的心臟病。

同樣的，根據統計，老年失智症的患者中，有 45～60％的人帶有 apoE4 的基因。apoE4 也和其他的神經性疾病，如人類庫賈氏疾病（Creutzfeldt-Jakob disease，CJD）有強烈的相關性。這種疾病和狂牛病（Mad Cow disease）很類似，都是在腦部發生破壞性的發炎過程，而造成許多海綿組織狀的大洞。在三種基因型中，帶有 apoE4 基因型的人比帶有 apoE2 或 apoE3 的人更容易發炎。研究指出帶有 apoE4 基因型的人如果腦部受傷，例如腦震盪，那麼遭受長期破壞的可能性，比帶有 apoE2 或 apoE3 的人高兩倍以上。類似的，如果在拳擊運動中腦部受傷的拳擊手帶有 apoE4 的，那麼他們可能特別容易遭受嚴重的長期破壞。由於帶有 apoE4 的人發生腦部發炎的情形比較普遍，**對於帶有 apoE4 基因的人來說，任何可能引起發炎的問題，都可能造成更嚴重的腦部功能喪失。**

因此，將諸如：病毒感染、有毒物質、食物過敏問題、受傷和可能造成發炎的藥物問題排除，將是減少發炎的有效方法，特別是對於帶有 apoE4 基因型的人。總之，風險不等於疾病，帶有何種基因並不表示就注定了某種命運；重要的是，如何對待自己的基因。

apoE 的基因型

基因型	apoE2	apoE3	apoE4
生理功能	❶乳糜微粒和 VLDL 的清除能力較差 ❷血液中的三酸甘油脂可能升高 ❸總膽固醇通常較低	最常見的 apoE 基因亞型，脂質代謝功能正常	❶膽固醇清除能力較差 ❷血液中的總膽固醇和 LDL-C 容易升高 ❸類澱粉蛋白的分泌較多，且清除能力差 ❹神經細胞外類澱粉蛋白斑塊容易沉積
疾病風險	❶冠狀動脈疾病：可能具有保護作用 ❷阿茲海默症：具保護作用 ＊ apoE2/E2 是其中最為罕見的基因亞型，與第三型高脂蛋白血症有高度相關性	❶冠狀動脈疾病：風險介於 apoE2 和 apoE4 之間 ❶阿茲海默症：風險介於 apoE2 和 apoE4 之間	❶冠狀動脈疾病：風險↑ ❶阿茲海默症：風險↑
健康對策	**飲食** 低脂飲食 少吃精製醣類 **生活型態** 保持規律運動	**飲食** 低脂飲食 減少酒精攝取 **生活型態** 保持規律運動	**飲食** 低脂飲食 避免飲酒 **生活型態** 保持規律的有氧運動

KEY 2-2

優化與補強基因

營養素補充是抗衰老計劃中很基礎的一環，主要的作用是補強：以個人化的細胞營養素，優化基因的長處，補強基因的弱點。細胞功能活化了，新陳代謝活絡了，人就會顯得朝氣、爽健。

人體為了對抗遺傳、代謝、環境等各種會導致提早老化和疾病的威脅，需要全面而足夠的營養來支撐。然而，每個人的遺傳和生化特質都是獨一無二的，所面對的健康挑戰也各有不同；因此，營養素的補充，最好是透過專業的醫師或營養師，先進行整體的營養評估，配合臨床上的症狀判斷，並納入生活型態因素，據以量身訂做出適合個人化營養補充計劃，還要定期追蹤成效。

做為一個現代人，我們就像是以源自數十萬年前的古老身體，去面對現代這些新的毒素、新的壓力、新的病菌……在難以適應的情況下，體內的每個細胞日夜征戰，耗盡所有的營養，奄奄一息，各種新陳代謝就會發生問題。於是，倦怠、臉色差、精神不濟、體力虛弱……全都上了身。

由於基因的演化非常緩慢，通常需要好幾千年，甚至好幾萬年；因此，我們無法期待我們的基因能夠快速改變，去適應現代的環境。但是，我們可以改變自己的小環境，去優化基因的表現。所以，除了減少各種新毒素的進入，以及壓力的調適之外，還需要補充各種營養素，來加強生理功能的運作，幫助細胞及肝臟的解毒功能，把毒素分解排除，讓身體更有能力處理這些新的挑戰，才能避免造成健康的危害。

可是，常見許多人不僅未能給予身體足夠的營養支持，還加上食用加工食品，或是使用錯誤的烹調方式，反而讓體內產生更多的毒素。營養不足、毒素過多，結果是讓免疫系統承受沈重的負擔，並造成發炎。已經有太多研究都直指，發炎是重病的根源，幾乎所有的重大疾病，如：癌症、中風、心肌梗塞、失智症、關節病變、高血壓、糖尿病等，都是因為身體長期發炎所致。

「You are what you eat.」人如其食。吃什麼，很重要；怎麼吃，也很重要。你所吃的，對於你自己的現在與未來都有很重大的影響。因此，營養問題絕不容小覷，一定要先知己，了解自己的身體到底需要哪些營養補充、該怎麼攝取，才能夠幫助自己的健康。

你需要的是個人化的綜合營養素

曾經，大家所熟悉的營養補充，是只針對極度缺乏某些營養素所產生的疾病，例如：夜盲症，需要補充維他命A；壞血病，要補充維他命C等。大多數的營養學家或是醫生認為，營養只要從食物當中就可以充分攝取，也提出一套「每日建議攝取量（RDA）」作為標準。然而，現代的營養觀念，已經不是停留在「預防某種維他命缺乏的疾病」而已，而是要更積極的以營養素來幫助身體面對新的生活挑戰。

以維他命C為例，若只是想要預防壞血病，也許只要依照RDA的建議量來攝取即可。但若想要幫助身體增強抵抗力，並且對抗過氧化物和自由基的侵襲，那麼所需要的量將遠遠超過RDA的建議量。而這樣的量，如果從食物中攝取，可能每天需要吃下近十五個新鮮柳橙。若是，還要再考慮身體的其他需求，例如：維他命B群、維他命A、必需脂肪酸Omega-3、鈣、鎂、鋅、鐵……以正常人的食量根本無法吃得下那麼多食物，再加上烹調過程中，還可能造成營養流失。因此，就需要經由補充維他命、礦物質或其他的營養補充品，來獲得足夠的營養。

其實，很多時候，在身體上出現的徵兆，是在提醒我們可能有某些營養素的缺乏。例如：

❶ **指甲上的白色斑點**，可能是缺乏礦物質鋅。

❷ **臉色泛黃**，可能是缺乏維他命 B12。

❸ **頭皮屑**，可能是缺乏必需脂肪酸。

❹ **皮膚乾燥**，可能是缺乏必需脂肪酸和維他命 A。

❺ **頭髮乾燥**、**分岔**，可能是缺了蛋白質和鋅。

看似是小問題，但正是身體發出的警告訊號，代表與這些營養有關的生理反應，可能也會出現問題。

而隨著每個人的工作性質、生活方式、飲食內容的不同，對於某些營養素的需求也各有差異，例如：

❶ **抽煙的人**，就要特別抗氧化的營養。

❷ **經常處於高度壓力的人**，對於維他命 C 和維他命 B 群的需求都比一般人多。

❸ **經常日曬的人**，特別需要維他命 E、維他命 C、維他命 A、以及鉀。

不過，**大多數的維他命和礦物質，都不是單獨發揮作用的，而是要和其他營養素合作，一起參與生理反應。**倘若僅單獨補充某一種營養素，可能沒有效果，甚至會產生危險。

現在，透過尿液中的有機酸分析，即可判斷身體的各種新陳代謝狀況、及營養素的平衡和需求情形，很精確地了解每個人的營養狀況如何，進而打造個人化的營養補充計劃。營養補充對健康的幫助並非一蹴可幾，但持續執行數月，身體會回饋以一個滿意結果。

當心！吃補不成反吃毒

以鐵劑補充為例，來說明為何需要由專門醫生或營養師協助打造個人化營養素計劃。

一到冬天，就容易手腳冰冷；一站起來，就會頭昏眼花……遇上這些症狀，許多人直覺反應就是貧血，於是便擅自服用鐵劑。事實上，並非所有的貧血都屬於缺鐵性貧血，自行補充鐵劑不見得能收實效；反而，誤食過多的鐵，還會造成其他更嚴重的問題。

貧血的原因有很多種，有些是因為先天的遺傳缺陷，例如：鐮刀型貧血症、地中海型貧血症，也有些是因為缺乏維他命B12、葉酸、或是鐵等營養素。不同的原因的貧血必須有不同的治療方式。

平日的飲食裡，深綠色蔬菜和紅色肉類、內臟等都含有豐富的鐵，但卻是不同型式的鐵。蔬菜中的鐵屬於「非血基質鐵」，人體不容易吸收、利用；相對的，紅肉類、內臟裡的「血基質鐵」，由於跟人體中的鐵的生理型式比較接近，比較容易被吸收、利用。因此，一般而言，吃素的人比較需要注意是否缺鐵。

鐵質是一種氧化劑，對不飽和脂肪有強烈反應

假使，身體並不缺鐵，又一直補充鐵劑，會造成血液中的鐵過多，提高罹患癌症、糖尿病及心臟病的風險。有研究顯示，定期捐血的人，多少會因為捐血而耗損了一些鐵質存量，使其心臟病發作的風險較為減低。鐵質過多的危險在於，鐵本身就是一個很強的氧化劑，對於體內的不飽和脂肪具有極強的反應力，將之氧化成為過氧化脂質，而過氧化脂質所引發的連鎖反應，正是近年發現造成心臟血管疾病與動脈硬化的主因之一。

市面上，健康食品琳瑯滿目、唾手可得，有些又被蓄意誇大療效，誤信者不

少，濫用鐵質的問題恐只是冰山一角。正確的營養素補充之道，應該要諮詢專門醫師或營養師，就個別的身體狀況，進行全面評估及建議，否則「吃補不成反吃毒」，沒保養到身體，反而還增加罹患疾病的風險。

KEY

2-3

細胞再生

電影《我想念我自己》（Still Alice），女主角艾莉絲（Dr. Alice Howland）是美國常春藤盟校哥倫比亞大學語言學教授，在自己和夫婿都事業有成、子女均已成年之際，卻診斷出罹患早發性阿茲海默症。慧黠如她，在語言學領域已是叱吒風雲人物，可一旦得了老年失智症（阿茲海默症，Alzheimer's disease，縮寫為AD，或稱腦退化症，俗稱老年失智症），她的智能和身體機能就一路退化，直至零歲程度，然後畫下人生句點。

身體機能看似正常，不咳不喘、血壓正常、也沒發燒，只是：記憶力大不如前，尤其記不住最近發生的事；性格和行為轉變，對平日喜歡的人、事、地、物失去興趣；日常作息出現焦慮、衝動、疑神疑鬼。這些現象，或許感覺像是精神恍惚，但卻也正是老年失智症的初期症狀，就是腦細胞開始退化了。

一去不復返的智能？

以阿茲海默症為例，這是一種逐漸破壞記憶和思維技能的進行性疾病，因為異常的蛋白質累積，致使腦部的澱粉樣蛋白斑和微管相關蛋白質（Tau）纏結。這些異常導致神經元開始不太有效率地工作，並最終失去它們的功能和彼此通信的能力。對神經內科醫生而言，腦部的退化仍是一個無解的難題。在臨床治療上，只能用藥物暫時補充或刺激神經傳導物質的分泌。對阿茲海默症的病人來說，則是長期的折磨，只能固定回診、拿藥，而例行的增減藥物與症狀治療也似是在等待，等待著連藥物都無法發生功效的那一天到來。

退化的腦細胞真的一去不復返嗎？如果，可以讓腦細胞再生回來；那麼，阿茲海默症是否就有解了？

幹細胞，退化器官的救星

關於幹細胞（Stem cell）的研究，迄今已近廿年，很多人對於這個名詞也不陌生，但理解度可能如同電視廣告上的臍帶血保存一般，就是為將來儲存一個保險。到底什麼是幹細胞呢？幹細胞真有那麼神奇，可以治百病，會是人類未來或長生不老的保障？

幹細胞是尚未分化完全的細胞，具有自我更新和分化的潛能，能夠提供重新生長健康的器官組織。幹細胞的研究與應用，從涉及倫理規範的胚胎幹細胞，至目前廣泛應用的造血幹細胞與間質幹細胞，其中從脂肪組織分離出的「脂肪幹細胞」，不僅取得容易、產量高、培養穩定、不易老化、且具多項分化潛能，為修復受損組織與器官的理想幹細胞來源，更於二〇一一年獲美國時代雜誌（TIME）評選為年度五十大發明之一，已漸漸成為幹細胞療法的首選來源。

二〇〇一年，美國加州大學 Patricia A. Zuk 博士等幾位研究人員在塑身抽脂出來的脂肪中發現了大量的間質幹細胞，進一步研究證實，這些脂肪幹細胞具有往脂肪、軟骨、骨骼、肌肉等多向分化的潛能，同時具有低侵入性、足夠的細胞數量、快速的細胞增殖潛力與多能性等特點。**脂肪間質幹細胞的主要角色，在於統一協調並喚醒各組織的前驅細胞（Progenitor cell）去修補創傷**，包括：心臟、肝臟、胰臟、腎臟等，同時藉著降低樹突細胞（Dendritic Cell）、T細胞、B細胞活性和提升調節型T細胞（Treg），以減低自體抗體產生的發炎反應，局部提高干擾素 IFN-α 水平，產生直接修復受傷的組織與再生新組織的功能。

脂肪幹細胞經由數代培養之後，數量即可高達百萬個，能在回輸人體後，立即補充身體因老化所缺損的各種細胞，並且運用大量的新生命幹細胞生物信息直接逆轉細胞的老化。更重要的是，臨床試驗證實，以自體細胞回植在自己身上不會有副作用或後遺症。對於退化器官而言，是一大救星。

細胞治療——有存有保險，早存更保險

隨著幹細胞來源的多元化，幹細胞取得與儲存也不再侷限於必須在人生的某一個階段。以脂肪幹細胞為例，即使是老年人，只要體內有脂肪，就會有幹細胞的存在。脂肪組織是成人幹細胞很好的來源，自體脂肪幹細胞取得容易，不像骨髓幹細胞取得那般艱辛劇痛。

當然，若能在年輕、健康時，就先把健康的細胞儲存起來，在細胞治療科技發展一日千里的時代，將是以備不時之需的一個寶貴資產。畢竟，幹細胞也會隨著年齡增長而呈現功能衰退與數量減少，早存，就隨時多一重保障。

考慮儲存自體細胞時，一定要慎選有專業醫療團隊的細胞銀行，先就儲存什麼樣的細胞、儲存多少細胞、未來如何應用等進行評估與建議。例如：脂肪幹細

胞可用於汰換老舊細胞、修護組織和器官再生，臨床應用於修復壞死的心肌、退化的神經及改善糖尿病等；免疫細胞可用於維持或重建免疫力、對抗病毒感染、輔助癌症治療、減輕化療傷害等。

細胞治療的發展確實鼓舞人心，但是必須非常謹慎。每個人的體質、健康情形不同，不僅在儲存時就要妥善評量，在進行細胞回輸治療時，更要精確細胞的種類、品質與數量，並且密切追蹤療效。

永久細胞得用心呵護

細胞是人體的生命單位，所有的新陳代謝，都在細胞當中進行；各種不同的生理功能，也會透過細胞彼此的配合而運作。人體的細胞有一定的生命週期，一開始由母細胞分裂出來，一段時間之後，就會老化死亡，並產生新的細胞，進行更新。不同器官的細胞，其生命週期長短不盡相同，例如：皮膚和舌頭表面的細胞，每天都會更新；血球細胞的生命約為三到四個月；骨骼或其他深層構造的細胞，則有更長的週期。但是，也有死了就不會再更新的細胞，這種細胞稱為永久細胞，包括：腦神經和免疫細胞兩種，它們所負責的，是人體的記憶與認知的功能。

有好的腦神經細胞，才有好記憶力

大腦的記憶、認知或辨識，是透過我們從小到大不斷的學習過程所累積的，負責這些功能的細胞，生命週期自然不會短，否則記憶就會消失，知識與生活經驗也就無從累積。其實，記憶是由許多腦細胞，透過彼此的鏈結而形成，並不是只存放在個別的腦細胞中。我們的大腦，會透過感覺器官所傳回來的訊息，來認識世界，並且形成記憶的內容。包括：視覺、聽覺、味覺、嗅覺和觸覺等感官。當我們看到朝陽、聽到音樂、聞到花香或書寫文字，都是我們的神經在接收訊息，並且作出反應，而所有的過程，都會變成記憶，收納在我們的腦神經細胞中。而記憶之所以能夠長期保存，就是因為這些腦神經細胞，從嬰兒到死亡一直都保持完整，沒有被替換。身體之所以會將大腦包覆在堅硬的頭骨當中，就是為了保護珍貴的腦神經細胞。

啟動禦敵系統，就靠好的免疫細胞

負責辨識和記憶的，除了腦神經細胞外，還有免疫細胞。原本，免疫系統的功能，就是對抗身體的敵人，成員包括：負責偵測及通訊的B細胞和T細胞、負責圍攻敵人的吞噬細胞、以及各種淋巴球，其中最特別的，就是一種負責記憶的淋巴球。和腦神經細胞不同的是，這些淋巴球會對外來物質在體內所產生的生化反應形成記憶，當下一次再接觸到這種物質時，就能夠辨識出來。有了這種記憶淋巴球，當同樣的敵人再度出現，免疫系統就不需要重擬作戰計劃，很快就能作出反應，將敵人消滅。我們現在透過接種疫苗來預防疾病，就是運用這樣的原理。一般淋巴球的生命週期從數日到數個月不等，而這種負責記憶的淋巴球，和腦神經細胞一樣不會進行更新，因而可以長久保存記憶。

聯合作戰，外敵止步

這兩種永久細胞的記憶，在生理運作上其實是同步進行的。舉例來說，當我們在吃東西的時候，食物的顏色、香味、口感、以及味道，都會讓我們的感覺器官產生訊息，傳送到腦神經細胞，對這些食物產生認知和辨認，並且與原有的記憶比對，然後對這個食物作出判斷，比如：好吃與否、喜好或噁心等反應。與此同時，吃進來的食物，經過消化吸收之後，也會被腸道的淋巴組織所辨識。淋巴組織會根據免疫系統的記憶來判斷這些食物分子對身體有何影響，並且作出相對的反應。假如，食物已經腐敗並滋生病菌，免疫系統就會促使腸道快速蠕動，造成腹瀉，將這些不好的食物很快地排出去；或者，身體無法處理的食物分子，免疫系統就會產生過敏反應，以發出警告身體。

所以，即使我們大腦無法判斷這種食物是不該吃的，免疫系統仍然會對這種食物產生反應，這是因為免疫的記憶能辨別出誰是敵人。而神經和免疫的記憶互相配合，就會讓我們知道如何判斷下次所吃到的食物對身體的影響。例如：第一次因為吃到腐敗的食物而腹瀉，可能只是免疫系統的反應，但第二次再吃到腐敗食物時，可能光從感官所接收到的訊息，如出現酸味、聞到臭味等，人們就會從腦神經

腸道壁淋巴組織

根據免疫系統的記憶，對食物進行判定→壞了→ ❶ 腸道排出 ❷ 過敏，全身起反應。

味覺細胞，一旦掌握味道，就會將信號傳到大腦。

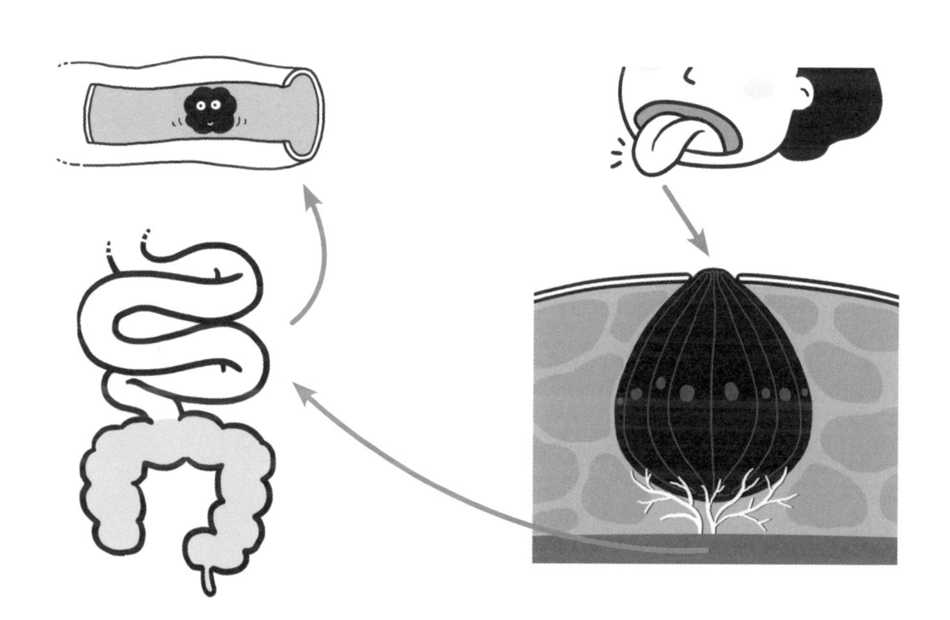

的記憶裡判斷出這是不好的食物，直接就吐掉，不讓它進入身體。

脂肪，是永久細胞的好朋友

負責記憶和辨識的永久細胞，從幼年至老年都是一直存在的，並不會進行分裂複製，也就是說，一旦死亡，就不會再更新。永久細胞，每死一個，就少一個，對身體而言，是非常嚴重的損失。所以，保護好永久細胞是何等重要，而擔當這重責大任的就是脂肪。脂肪是很重要的營養素，人體上下數十兆個細胞的細胞膜，都是由脂肪所構成的；大腦和神經的結構，也有六成是脂肪，特別是負責傳遞神經訊息的線路，外層都會包裹著一層厚厚的脂肪，作為保護與絕緣，讓神經訊息保持通暢；另外，有許多調控免疫和神經反應的訊息傳導物質，如：白三烯素（Lenkotrienes）、前列腺素（Prostaglandins）、前列腺環素（Prostacyclins）、以及前列凝素（Thromboxane）等，也都是脂肪的衍生物。一旦缺乏脂肪，當然許多生理功能都會發生問題。

永久細胞所需要的脂肪，大多無法由人體自行製造，必須由食物中攝取，因而稱之為必需脂肪酸（Essential Fatty Acid，EFA），包括：亞麻油酸、次亞麻油酸、以及EPA、DHA等。這些脂肪酸大多存在於亞麻籽油、月見草油、橄欖油、以及深海魚油當中。橄欖油也是很好的必需脂肪酸，但容易被高溫所破壞，不適合煎、炒、油炸，最好是直接拌入食物中吃。

拒絕重金屬毒素

除了提供營養，還要避免環境裡的毒素傷害到永久細胞。最典型的永久細胞毒素，就是重金屬。鋁、鉛和汞都會傷害腦神經細胞，造成腦部和智能的退化；鎳則會引起免疫功能失調。生活在現代的環境裡，實在很難避免自己受到各種重金屬的汙染，建議定期接受毒性重金屬的頭髮檢測，若發覺有過量的重金屬，就要透過藥物把重金屬排掉，以免傷害永久細胞。另外，平日也應該多補充各種抗氧化劑，幫助身體減輕毒素的影響。

MEMO

KEY *3*

致命威脅

KEY

3-1

體內之火

醫學研究已經證實，長期發炎會導致老化及慢性疾病的形成，包括：心血管疾病（中風、動脈硬化、心肌梗塞）、骨關節炎、糖尿病、失智症（阿茲海默症），甚至癌症等。不過，好消息是，發炎是可以被有效減緩和治癒的。

長期發炎如同暗處殺手

發炎，是免疫系統在面對體內和體外的毒害時，所啟動的防禦機制，表現為紅、腫、熱、痛等病徵。當發炎開始時，免疫系統就會製造出許多細胞激素（Cytokines），去召集和活化白血球，動員他們來清除毒素，並且刺激免疫系統產生抗體。可是，如果造成發炎的病兆不解決，導致發炎長期存在，就像一把體內之火，會讓細胞激素不斷的累積，並且透過血液循環跑到全身各處去，反而讓身體一直處於慢性發炎的狀態。

長期的發炎反應，讓發炎的器官、組織，不斷的重複「發炎—結痂—發炎—結痂」的循環過程，久而久之，發炎的器官或組織便會漸漸地退化，造成疾病。

以皮膚為例，在傷口癒合之後，並不會恢復成原來的皮膚，而是結成比較硬的疤痕組織；這些疤痕組織並不具備皮膚應有的功能，如排汗等。同樣的，如果發炎的情形發生在血管，這些疤痕的形成就會讓血管壁變硬，造成動脈硬化；肝臟反覆的發炎所留下的疤痕，就會讓肝臟逐漸纖維化和硬化。因此，只要器官不斷地發炎，就容易在這個器官產生病變，甚至進一步造成嚴重的疾病。

身體長期處於慢性發炎，可能出現種種症狀，例如：疲倦、頭痛、偏頭痛、鼻竇炎、中耳炎、牙齦炎、嘴巴破、水腫、肌肉緊繃痠痛、關節炎、腸胃不適等，甚至長年不孕。若進行血液生化檢查，會發現一些發炎的指標，如C反應蛋白（CRP）有上升的跡象。一般的醫療方式，係針對個別症狀用藥治療。像是：頭痛，就開止痛藥；呼吸道發炎，就開消炎藥；膽固醇變高，就開降膽固醇藥；水腫，就開利尿劑等等。然而，這樣的治療都只是暫時壓抑住症狀，並未解決發炎的真正根源。

追根究底抗發炎——腸道

由於發炎的反應受到細胞激素的控制，一開始只是身體的某一個地方發炎，最後可能就會因為細胞激素累積的影響而使得其他的地方也開始發炎。而最容易被細胞激素影響而開始發炎的器官或組織，就是先天基因較弱或曾經受損傷者。因此，如果已經有全身開始發炎的問題，最重要的就是要找出發炎的根源，才能夠徹底治療好發炎。

人體最容易發炎的病灶，就在腸子。大多數人都有腸胃不適、消化不良的問題，也有許多人在體檢時發現腸子有息肉，這些都是腸道發炎的徵兆。會造成腸道發炎，最主要是因為食物裡的毒素太多，腸道裡的環境容易讓不好的細菌滋長。人體的免疫系統，有大約百分之七十就是集中在腸道，而上帝之所以如此設計人體，就是因為身體所面臨的毒素，絕大多數都是吃進來的，包括：過敏的食物、人工添加物、病菌、以及高溫烹調產生的有害物質。這些毒素不斷地刺激腸道免疫組織，產生細胞激素，造成發炎。所以，對抗發炎，腸道是最需要把關的地方。

發炎是可以治療的

要對抗疾病、抗衰老，就要抗發炎。首先，必須清楚自己身體有哪些毒素，嚴格進行把關，精確地排除掉可能造成發炎的因素。另外，在免疫系統的運作、以及肝臟解毒的過程中，也需要許多抗氧化劑、硫化物、礦物質和微量元素的參與，適當補充必需營養素，可以減輕免疫系統的負擔，有助於對抗發炎。減少毒素的侵入，補充幫助解毒的抗氧化劑，雙管齊下，排除發炎，正是讓自己開始控管健康危機的第一步。

啟動抗發炎模式的生活：正常的作息、足夠的睡眠、適度的運動、多攝取有助於抗發炎的飲食；借助營養素，包括：抗發炎製劑、抗氧化製劑、Omega-3必需脂肪酸、益生菌、酵素、植化素物質等，以對抗發炎、修復細胞。

可以發現，抗發炎和抗衰老的生活原則很類似，兩者的飲食亦然，例如：抗氧化物，可以破壞自由基，減少發炎；特定脂類，如橄欖油、魚油、堅果等可以促進抗發炎化學物質的生成；低升醣指數的碳水化合物，如全穀類，亦有助減少發炎；薑黃等辛香料，內含能夠抑制發炎細胞激素的成份。所以，一旦啟動了抗發炎模式生活，也等於是在過抗衰老的生活，豈非一舉二得。

高溫烹調（> 120℃）的問題

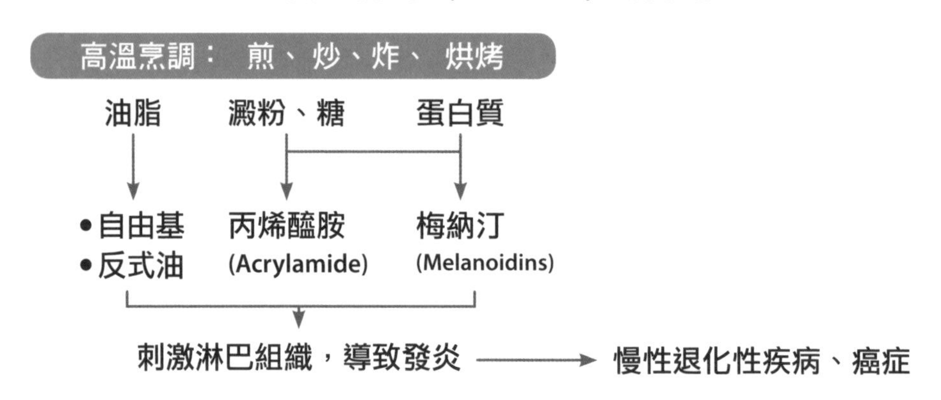
高溫烹調： 煎、炒、炸、 烘烤
油脂
澱粉、糖
蛋白質
•自由基
•反式油
丙烯醯胺
(Acrylamide)
梅納汀
(Melanoidins)
刺激淋巴組織，導致發炎
慢性退化性疾病、癌症

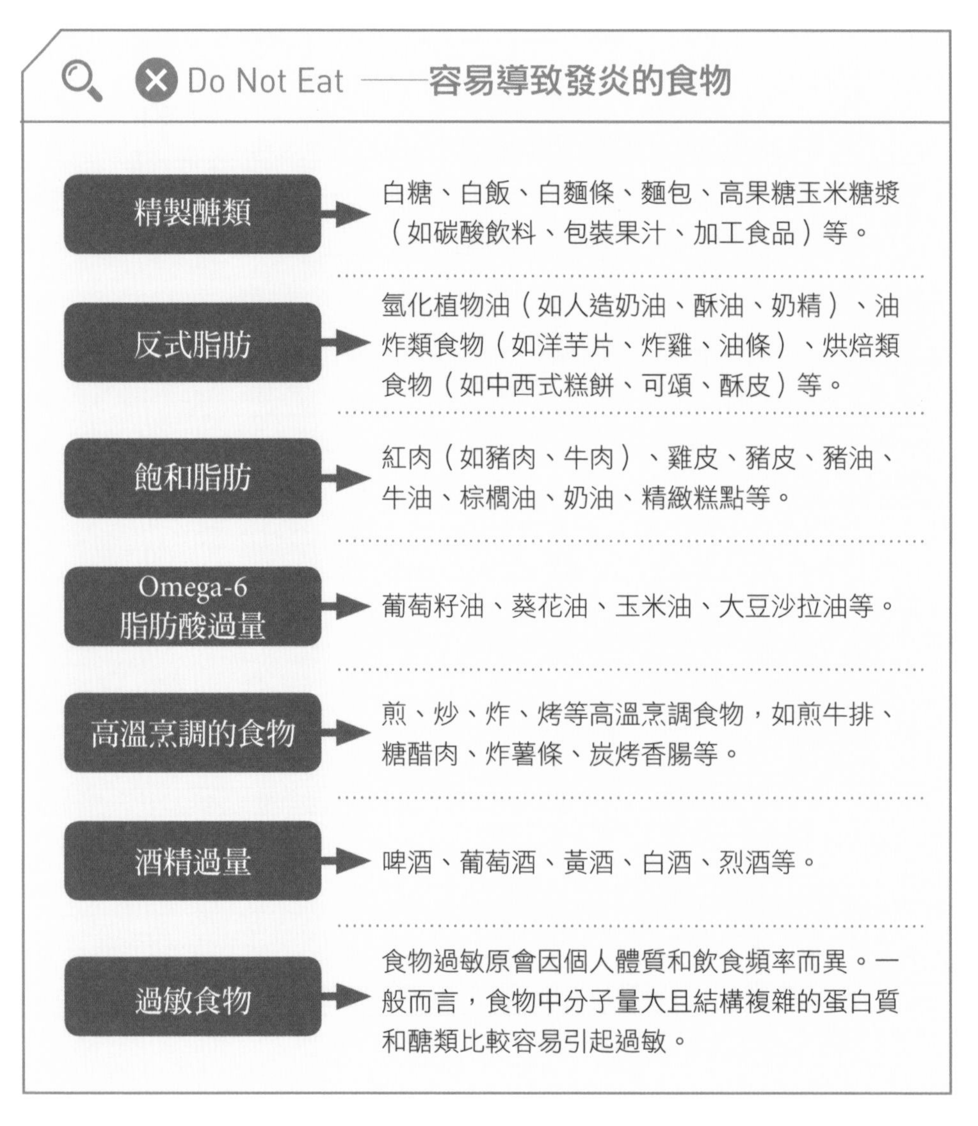
Do Not Eat ——容易導致發炎的食物
精製醣類
白糖、白飯、白麵條、麵包、高果糖玉米糖漿（如碳酸飲料、包裝果汁、加工食品）等。
反式脂肪
氫化植物油（如人造奶油、酥油、奶精）、油炸類食物（如洋芋片、炸雞、油條）、烘焙類食物（如中西式糕餅、可頌、酥皮）等。
飽和脂肪
紅肉（如豬肉、牛肉）、雞皮、豬皮、豬油、牛油、棕櫚油、奶油、精緻糕點等。
Omega-6
脂肪酸過量
葡萄籽油、葵花油、玉米油、大豆沙拉油等。
高溫烹調的食物
煎、炒、炸、烤等高溫烹調食物，如煎牛排、糖醋肉、炸薯條、炭烤香腸等。
酒精過量
啤酒、葡萄酒、黃酒、白酒、烈酒等。
過敏食物
食物過敏原會因個人體質和飲食頻率而異。一般而言，食物中分子量大且結構複雜的蛋白質和醣類比較容易引起過敏。

Do Eat ——抗發炎食物—以植化素角度出發

低升糖指數碳水化合物，減少發炎—全穀類、 糙米 、燕麥、 未精製澱粉

食物	植化素	對人體的益處
莓果類（如藍莓）、石榴、紫甘藍菜、茄子	花青素（Anthocyanin）	抗氧化力、提升免疫力、抗發炎
葡萄、蘋果、蔓越莓、紅酒	前花青素（Proanthocyanidin）	減少低密度膽固醇的氧化、增強血管彈性、預防泌尿道感染
洋蔥、大蒜、橄欖、韭菜、蔥、蘆筍、菠菜	有機硫化物（Organic Sulfides）、硫醇（Thiols）	抗發炎、強化免疫力、提升肝臟解毒能力
十字花科植物，如高麗菜、花椰菜、芥藍	蘿蔔硫素（Sulforaphane）、吲哚（Indoles）	抗氧化力以保護DNA，防止細胞癌變、幫助雌激素代謝
番茄、地瓜、紅蘿蔔等多種蔬果	類胡蘿蔔素（Carotenoids）	Vitamin A 前驅物、抗氧化、保護黏膜完整
葡萄、藍莓、桑椹	白藜蘆醇（Resveratrol）	抑制發炎、抗病毒
黃豆、黃豆製品	異黃酮類（Isoflavone）	調節雌激素、減少低密度膽固醇的氧化
薑黃	薑黃素（Curcumin）	抗氧化力、抑制發炎

KEY 3-2

環境毒素

毒！毒！毒！曾幾何時，我們全都身陷在一個充滿毒素的環境中！科技愈進步，生活愈便利，人類所製造出來的文明毒素卻也愈來愈多。這些充斥於環境中的毒素，影響所及何止是大自然裡的生物，人類本身也無法置身於外。

人體，就像一個小型的自然環境，所有會對健康造成不利影響的因子，都可以視為毒素。這些毒素包括了：新陳代謝產生的廢物、環境中的有毒汙染物質、抽煙、酒精、咖啡因過量、錯誤的飲食習慣、作息不正常、服用藥物過多、壓力以及缺乏運動等等。毒素過多，人體細胞功能就會開始出現障礙，演變為疾病的根源。

我們體內解毒和排毒的能力，和罹患疾病的程度有直接而密切的關係。當這些機制變弱時，就比較容易提前老化和罹患心臟疾病、癌症、慢性退化性疾病等。大自然需要環境保護，人體亦然。既然環境毒素一時半刻無法完全滅絕，只好先增強自身的解毒和排毒能力，不論是要抗衰老、預防或治療疾病，無疑是刻不容緩的優先關鍵課題。

與毒環境共存的生存之道

和大自然中眾多存活至今的生物一樣，人類的身體是經過數百萬年的久遠歲月演化而來，對於環境毒素，人體本身已擁有相當的解毒機制。在科技還沒有如此一日千里的時候，生活中會碰到的毒素都相當固定，而且大多是可以預測的，例如：飢、渴、冷、熱和病菌等。有些是人體可以應付的，例如：新陳代謝所自然產生的毒素；也有些是人體無法對抗的，例如：致命性的病菌感染，必須要花很長的時間去慢慢地克服與適應。然而，現代人的生活和以往已大不相同。

尤其，近一世紀以來，文明突飛猛進，人們開發了許多以前不曾出現的東西，使人不斷地接觸到存在於醫藥、食物、水和空氣中的各種毒素，每一種毒素都具有嚴重破壞健康的可能性。諸如：早期補牙所使用的填補劑和生態環境中含有汞，牙齒根管裡有厭氧菌，服用抗生素會導致腸道中出現不正常的細菌群落，食物當中有各種的人工添加物，血液中的藥物使得肝臟代謝失去平衡，這些都是常見的毒素來源。

有毒物質來源不斷且迅速地增加，使我們的身體對於解毒的需求愈來愈強烈。但相對的，身體本來的機制無法立即處理這些人造的、層出不窮的新毒素，甚至現代的醫學對於毒素之間的交互作用，以及多種毒素如何共同作用而影響健康的認識還不夠。所以，從預防醫學角度思考，就要先設法增加身體解毒和排毒的功能。

毒素之所以導致疾病，是因為這些生化物質汙染血液，並且透過循環系統到處散播，致使細胞和組織暴露在有毒的環境中。毒素會從細胞層次開始進行破壞，一直侵犯到所有身體系統的生理功能。所幸，細胞中的解毒酵素系統，幫助我們每天在面對各式各樣毒素時，仍然能夠繼續存活。它提供身體將毒素轉化成無毒物質的能力，這些無毒的物質可以讓人體再利用或者直接排出體外，不論我們是睡著或是在工作，它隨時都在我們的體內進行著。

肝臟，解毒強化

大多數的毒素都會先送到肝臟，在肝臟中有各種解毒的酵素系統不斷地工作，將毒素分解，或是轉化為毒性較低的型態。經過肝臟處理後的毒素，會由血液送到腎臟，經由排尿的過程排出體外。另外，毒素也會透過膽汁排到腸道，隨糞便排出體外，或是利用汗液從皮膚排出體外。

追本溯源，要戒斷毒素對身體的影響，要先由減少毒素開始，包括：調整生活作息、避免過敏的食物等。然而，現代的生活無法完全避免毒素，便要從強化身體解毒能力著手，如：多補充維他命B群、抗氧化劑、微量元素等；同時，還要幫助身體把毒素排出去。市面上流行的體內環保，補充腸道內的有益菌叢，其實就是減少有害菌的生長而降低毒素，並運用有益菌叢幫助身體解毒。

排尿和流汗，也是非常重要的排毒管道，但都需要身體有充足的水分。因此，水分的攝取相當重要。缺乏運動的現代人，排汗較為不足，也必須要多加注意。因為，汗液的確可以帶出許多毒素，如：尿酸。西方的戒毒中心，很早就開始運用三溫暖促進排汗，幫助吸毒者將體內堆積的毒物排出。

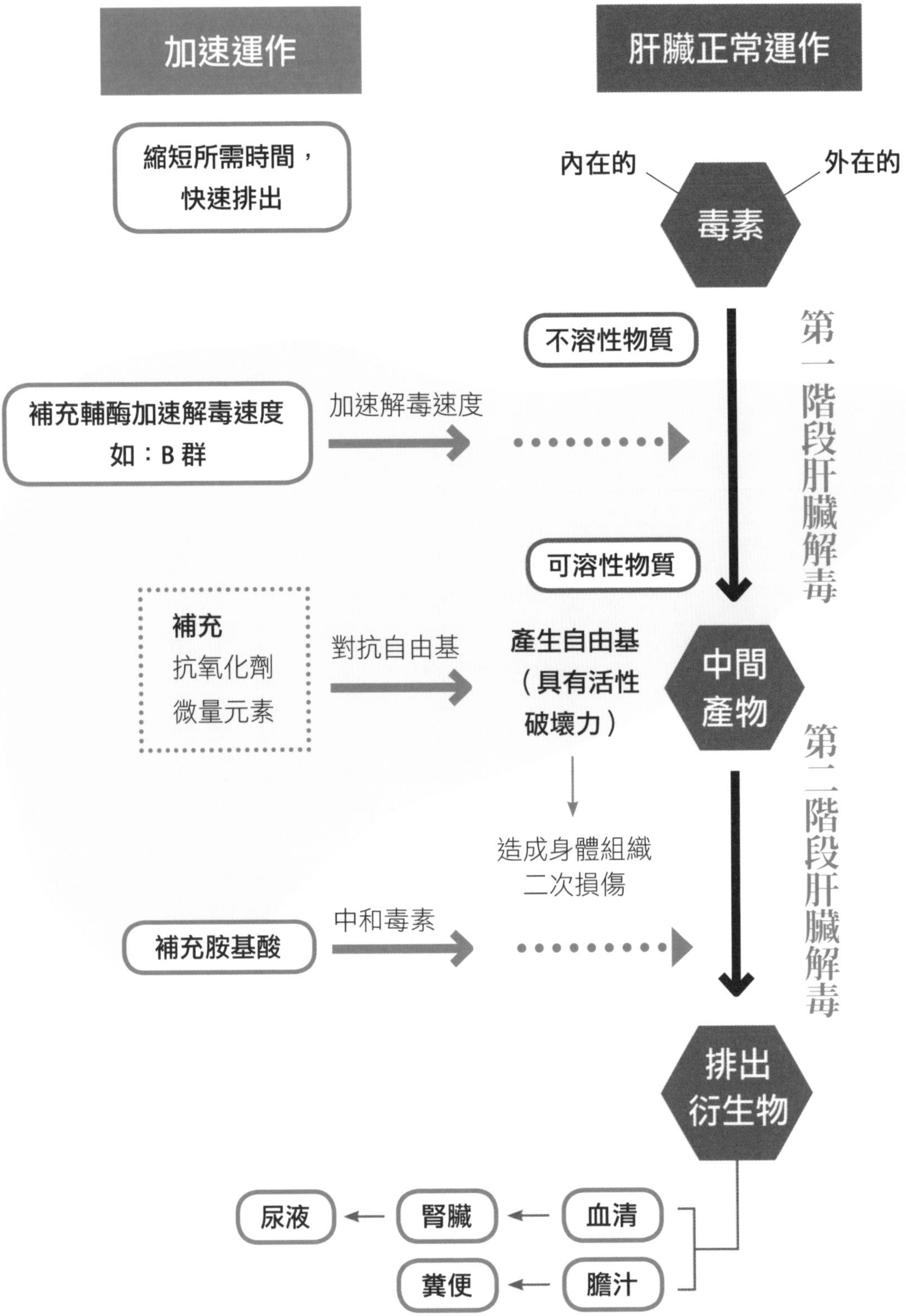

加速運作

肝臟正常運作

縮短所需時間，
快速排出

內在的

毒素

外在的

第一階段肝臟解毒

不溶性物質

補充輔酶加速解毒速度
如：B 群

加速解毒速度

可溶性物質

補充
抗氧化劑
微量元素

對抗自由基

產生自由基
（具有活性
破壞力）

中間
產物

造成身體組織
二次損傷

第二階段肝臟解毒

補充胺基酸

中和毒素

排出
衍生物

血清 → 腎臟 → 尿液

膽汁 → 糞便

危機重重的環境荷爾蒙

人體生理功能的控制與協調，是透過各種荷爾蒙進行。荷爾蒙的功能是作為訊息的傳遞者，只要有極少的量，就能發揮很大的作用。單只是生長荷爾蒙，就可以控制啟動發育的過程。然而，現代人的生活中，卻常常接觸許多具有荷爾蒙功能的物質，即所謂的環境荷爾蒙，或稱內分泌干擾物（Endocrines Disruptors），並已證實會嚴重危害身體健康。

環境荷爾蒙，是一群具有類似荷爾蒙功能的物質，它們來自於環境中的各種汙染物質與毒素，在進入人體以後，會干擾原本由下視丘所精密控制的荷爾蒙平衡。現代人日漸普遍的甲狀腺失調、不孕、子宮內膜異位、免疫功能失調、注意力不集中、性早熟等，都可能是由環境荷爾蒙的影響所造成。長期接觸還可能提高荷爾蒙相關癌症風險，如乳癌、子宮內膜癌、前列腺癌、甲狀腺癌等。尤有甚者，還可能造成基因上的變異，遺害下一代。

最廣為人知的環境荷爾蒙就是殺蟲劑，如早已全球禁用的DDT。已有許多證據直指，殺蟲劑或農藥與乳癌的關聯性。有些殺蟲劑會模仿雌激素的作用，讓身體誤以為它們是真正的雌激素而產生反應。過多的雌激素作用會促進癌症的發生，因此，正常的身體有一套控制的方式，讓過多的雌激素經由肝臟代謝而分解掉。然而，這些模擬雌激素作用的殺蟲劑卻不受這樣的控制，反而不斷地讓身體產生對雌激素的反應，對身體造成危害。

以色列的一項研究中發現，在政府明令禁用殺蟲劑後，該國女性罹患乳癌的人數開始降低，證實殺蟲劑模仿雌激素的效應確實加速了乳癌、及其他荷爾蒙相關癌症的發生，且當殺蟲劑種類超過一種以上或大量喝酒時，會擴大它的效應。

也有研究指出，基於職業關係而經常接觸殺蟲劑和除草劑的人比較容易罹患胃部、結締組織、皮膚、腦部、前列腺、淋巴系統和骨髓方面的癌症。一項針對一群習慣使用殺蟲劑、肥料的加拿大薩克斯其萬省農夫的研究提出：殺蟲劑的使用和罹患非霍奇金淋巴瘤的機率有直接的關聯性，噴灑的殺蟲劑越多，農夫越容易因疾病而死。另外，也有研究發現，農藥和兒童血癌、兒童腦瘤與兒童淋巴瘤有相關，兒童癌症病人體內殺蟲劑的含量比非癌症病人高。

塑化劑也是環境荷爾蒙

此外，多年前在台灣爆發的塑化劑風暴（不肖商人於食品中添加工業用塑化劑），也是環境荷爾蒙，塑化劑以各種形式出現在日常生活中的各類用品：塑膠相關製品（舉凡：保鮮膜、食品容器、日用品瓶罐、塑膠袋、保特瓶、免洗餐具、塑膠杯和蓋、玩具……）添加了塑化劑之後，可以更有韌性、彈性、延展性與光澤；指甲油添加塑化劑，可使油膜更光滑；化妝品、香水等添加塑化劑，可讓香味更持久。

國內研究報告指出，國人若長期接觸塑化劑，再加上個人代謝能力差，女性罹患乳癌風險會暴增三點四倍，男性則會睪丸功能明顯低下，精液品質不佳，而致不孕。

確實，環境荷爾蒙導致生殖能力降低的問題，早已引起國際長期關注。許多探討環境荷爾蒙影響生殖功能的研究，都發現環境荷爾蒙與男性精蟲數目減少有關聯。當精蟲數目不足，受孕能力將會隨之降低。

環境荷爾蒙以農藥、加工食品的添加物、畜牧用的飼料、工業溶劑等各式型態廣泛地出現在空氣汙染、環境和飲食中。雖然，人類已經意識到環境荷爾蒙危機的嚴重性並致力降低汙染與危害，但時至今日仍有緩不濟急之憾，自保之道唯有少去接觸這些環境荷爾蒙，並且加強身體排毒和解毒的能力，從改善肝臟功能、減少體脂肪、注意飲水和空氣品質等方方面面去保健。

KEY 3-3

內分泌失調

人體的內分泌系統是一個萬分複雜、運作精密的體系，是主掌人體生理功能正常運作的三大系統之一（其他兩個是神經系統和免疫系統）。由內分泌腺所分泌的化學物質就是激素，也稱為荷爾蒙，是一種化學傳導物質，自腺體分泌出來後，藉由體液或血液傳送至身體各個部位，調節各項生理功能。

有五種荷爾蒙與老化有非常密切的關係，包括：腦下垂體分泌的生長激素、松果體分泌的褪黑激素、甲狀腺分泌的甲狀腺素、腎上腺分泌的脫氫異雄固酮（DHEA，即抗壓荷爾蒙）、以及女性卵巢與男性睪丸分泌的性荷爾蒙（雌激素、睪固酮）。如果這五種荷爾蒙不足、失衡的話，人就會衰老。

回春有望：五種抗衰老荷爾蒙最優化

生長激素，顧名思義，是促進發育的荷爾蒙。近年來，生長激素的細胞修護與再生功能，讓它躍升為風行的抗衰老療法。晚上的深度睡眠期是生長激素的分泌尖峰，所以一夜好眠格外重要。俗語說：「一眠大一寸」，有其憑據，晚上不睡覺的小孩，生長激素不足，容易發育不良；臨床上，生長激素被用於治療兒童成長遲緩。而所謂美容覺也是在晚上十一點到凌晨四點間，倘若經常熬夜，缺乏生長激素，外表便易顯老，尤其年過二十五以後，膚質與骨質變差、白髮、掉髮、體力與肌力減弱、性功能及性欲降低……都提早來報到。

褪黑激素，在於調節晝夜規律的生物時鐘，它的重要性是讓人在夜間入睡，才能在睡眠中接受生長激素的作用。

甲狀腺素，主管新陳代謝，調節身體功能。甲狀腺機能亢進或低下，都會嚴重影響生理。基礎代謝增加而致內分泌過於旺盛，凸眼、食欲大增卻體重減輕、心跳及呼吸加速、失眠、多汗、倦態等，是常見的甲狀腺機能亢進徵兆。反之，甲狀腺機能低下則會使腦力及生理功能變差，認知不清、精神不濟、手腳冰冷、嗜睡、水腫、皮膚粗糙、發胖、抵抗力弱……。

腎上腺分泌的抗壓荷爾蒙DHEA，亦被視為抗老（回春）荷爾蒙，可以促進新陳代謝與組織再生。壓力是老化的加速器，長期處於壓力之下，會使得壓力荷爾蒙失衡（腎上腺皮質醇過多，抗壓荷爾蒙過少），開啟早衰大門，引老化疾病上身，如：高血壓、心臟病、糖尿病、肥胖、腦力受損、免疫力低下等。

性荷爾蒙（雌激素、黃體素和睪固酮），在中年之後產生劇烈的變化，無論是女或男，都有更年期。性荷爾蒙量減少，生殖器官萎縮，除了降低性欲、性能力，還會加速骨質流失、肌膚和黏膜乾燥、掉髮、肥胖、憂鬱、健忘等老化現象，而熱潮紅、心悸、盜汗等更年期症狀也很惱人。

適當的調節上述抗衰老荷爾蒙，有助內分泌回復最佳狀態、細胞老化速度減緩，一來比較不會老，二來比較不會得到重大疾病，人變得有精神、活力充沛，腦力和情緒都變好，自我認知與自信也跟著提升。

好的生活型態，有助於防止這五種抗衰老荷爾蒙減少：

❶ 晝夜規律的良好作息，日出而作、日落而息。假使晚上不睡覺，就算白天隨時補眠，也不會分泌生長激素。

❷ 減壓。因為，壓力會耗掉抗壓荷爾蒙。

❸ 以均衡、健康、多變化的飲食內容，攝取所需要的營養素。

❹ 適度的運動。過於激烈的運動反而會產生很多的自由基，進而破壞細胞。

更積極有效的途徑是，求助於專業醫師，視個人狀況量身訂作專屬荷爾蒙療程。回春的效果會令人感到有如換了一顆新電池般。

癌症的成因，荷爾蒙也有貢獻

或許生活壓力使然，許多人都或多或少有荷爾蒙失衡的症狀。在臨床上的觀點，荷爾蒙失衡並不算是疾病，但若長期處於荷爾蒙失衡的狀態，加上不良的飲食與生活型態，除了提早衰老，還有可能引發許多嚴重的疾病，例如：令人聞之色變的癌症。

有幾種荷爾蒙與癌症有很密切的關聯，如：性腺荷爾蒙雌激素。雌激素的主要功能是促進女性子宮內膜和乳房細胞的生長，為懷孕和泌乳做準備。這個過程本來是正常的生理運作，但是在細胞生長的過程中，遺傳基因出現了錯誤，使正常的細胞轉變成為癌細胞，而雌激素又會持續的刺激細胞生長，因而引發癌症。

在正常的情況下，人體有自然的防禦機制來降低雌激素引發癌症的機率。首先，肝臟會很快地將過多的雌激素代謝掉，避免雌激素持續刺激細胞生長；另外，體內的另一種性腺荷爾蒙雌三醇，會制衡雌激素刺激細胞生長的效果。然而，老化、壓力等因素，會使得雌三醇分泌量減少，或是體內累積過多的雌激素，荷爾蒙開始失去平衡，防禦癌症的機制就會出現問題。

荷爾蒙減少、免疫系統減弱

人體防禦癌症的另一個機制：免疫系統，也受到荷爾蒙的影響。現代人的生活多半長期處於高壓力狀態，加上缺少運動、作息不正常，會造成腎上腺疲勞的現象，使得腎上腺荷爾蒙分泌量減少。腎上腺製造很多種荷爾蒙，其中之一的DHEA是近幾年醫學研究的焦點。DHEA本身可以轉變為性腺荷爾蒙，同時也會提高免疫的機能。**當腎上腺荷爾蒙分泌不足時，性腺荷爾蒙就會跟著不足、失去平衡，而且免疫系統的功能也會減弱，增加罹患癌症的機率。**

飲食內容在荷爾蒙與癌症的關聯上也扮演重要角色。流行病學調查發現，和以蔬菜為主食的人比較，西方式飲食習慣的人罹患生殖器官癌症的比例要高得多。研究人員發現這是因為許多蔬菜中有一些稱為類黃酮和木質素的成分，具有調節荷爾蒙、減少雌激素對乳房和子宮內膜的刺激等功能，因而可以降低罹患荷爾蒙相關癌症的風險。另外，當飲食中的碳水化合物比例過多，會加重血糖代謝負荷的平衡，使得胰島素的量必須提高。**過高的胰島素會破壞免疫系統平衡，造**

成發炎反應。並且促使細胞異常增生，增加癌症的機率。

由於荷爾蒙與身體的運作關係十分密切，荷爾蒙失衡所造成的問題也不會只是提高罹患癌症的機率而已，而我們的飲食、生活型態、生理機能都會和荷爾蒙相互影響，因此，透過血液的檢查分析，調整體內的荷爾蒙到達平衡狀態時，我們不但能避免罹患許多疾病，還能維持身體最佳的健康狀況。

五種影響抗衰老關鍵的內分泌

	充足	不足
生長激素	主管生長發育 ❶ 身心舒暢，整體感覺良好 ❷ 肌肉強健 ❸ 傷口癒合力強	❶ 皮膚失去彈性與光澤 ❷ 體脂肪上升 ❸ 肌肉退化 ❹ 容易疲勞
褪黑激素	調控生理時鐘 ❶ 調整時差能力好 ❷ 睡眠品質佳	❶ 睡眠障礙 ❷ 情緒失調 ❸ 容易感到憂鬱
甲狀腺素	主管新陳代謝 ❶ 充滿活力 ❷ 思緒敏捷，反應靈活 對溫度變化耐受性高	新陳代謝變差 ❶ 體重增加 ❷ 手腳容易冰冷 ❸ 皮膚乾燥、指甲生長緩慢 ❹ 反應緩慢、肢體動作不協調 ❺ 表情淡漠 ❻ 容易便秘
脫氫異雄固酮 DHEA	荷爾蒙之母 ❶ 精神體力好 ❷ 抗壓性高 ❸ 思緒清晰 ❹ 免疫功能健全	❶ 精神體力差 ❷ 無法應付壓力，容易感到焦慮 ❸ 記憶力減退 ❹ 免疫力下降，容易感染
雌激素 / 睪固酮	雌激素 ❶ 皮膚光滑細膩 ❷ 曲線優美 睪固酮 ❶ 肌肉強健 ❷ 精力充沛	❶ 外表趨向中性 ❷ 頭髮乾澀稀疏 ❸ 性慾減低 ❹ 骨質流失 ❺ 心血管疾病風險增加

KEY 3-4

壓力

可聽過春秋時期伍子胥的一夜白髮？這個久遠的傳說，至今令人質疑；不過，已有愈來愈多的證據顯示，嚴重的壓力確實會讓身體出現系統性或局部性的發炎，而發炎又會產生大量自由基，因而加速白髮的生成。二〇〇四年底，美國國家科學院的一份報告也指出，壓力對生物體的影響直達基因層次，包括：決定何時長出白髮的基因。壓力奈何催人老，因應壓力而早生華髮，除了讓人剎時顯老許多，應該也是身體發出的求救訊息。

壓力，已經普遍存在於現代人的生活中，也是影響老化與健康的因素之一。壓力對人體的影響是全面性的，當身體感受到壓力時，會刺激內分泌反應，如：甲狀腺素、腎上腺荷爾蒙與胰臟的昇糖素便會開始分泌。這些內分泌荷爾蒙不但影響生理，也會影響心理的情緒。

當代表壓力指數的荷爾蒙——腎上腺皮質醇的分泌量增加時，就會降低免疫系統的功能，並且抑制細胞生長與組織修復的機能；另外，壓力也會促使新陳代謝產生毒素。因此，負責解毒機能的免疫系統與肝臟，一來已經因為壓力荷爾蒙的作用而減弱機能，二來又有多的身體的毒素要面對，負荷更形加重。

壓力大，老得快，病難癒

長期的壓力造成身體對毒素排除的機能產生障礙，而且荷爾蒙的反應能力也會開始發生問題。例如：腎上腺、甲狀腺因長期的過度反應而疲勞，使得分泌量不足。當這些重要的荷爾蒙分泌出現不平衡的狀況，同時身體毒素的問題一直無法獲得解決，身體當然就會出現問題。最常見的毒素就是自由基或是過氧化物，它們不但是造成老化的原因，也和各種退化性的疾病有關，例如：動脈硬化、癌症、阿茲海默症（老年失智症）等。

而在臨床上，醫生也經常發現，針對患相同疾病的病人施予同樣的治療會出現各種不同的反應。有些人可以完全康復，有些人卻沒有獲得改善。除了每個人的遺傳和生化特質各異之外，人的精神層次也有相關。精神狀況的影響，特別是壓力，是現代人的健康威脅。這些由情緒、精神和心理壓力交互作用所產生的反應，主要是由大腦下視丘將感官知覺、情緒和認知等精神功能與身體生物學整合在一起，將壓力和焦慮轉化成壓力荷爾蒙的反應，而這些荷爾蒙會抑制免疫系統功能。大約有八成的疾病與壓力有關，所以，現代的醫學科技雖可讓病人獲得最好的醫學評估和治療，但若療程無法幫助病患紓緩壓力、放鬆心情或帶給病人希望、信心和信任，那麼完全康復的機會就會降低。

壓力荷爾蒙會影響身體的所有器官，加速老化過程，對許多疾病敞開大門。例如：會妨礙肝臟對於某種消炎藥物的解毒能力，讓他們變成有害的毒素在體內循環；會影響心臟血管和神經系統，血液中大量的腎上腺素會破壞心臟，造成冠狀動脈痙攣、心律不整、心臟細微構造的破壞與心室功能受損；也會影響身體的解毒功能，減弱身體自然的過濾機制，並且加重腸道的滲漏現象，藉由改變腸道的滲透性，不僅增加肝臟的負擔，同時也威脅著中樞神經系統精密的環境；會改變心臟血管功能，造成心肌的局部缺血，也就是流入心臟的血液量降低，形成心臟病的前兆信號。

紓壓有助抗衰老

壓力，無分好壞，也不分是積極想贏或是面對挫折、失敗；長期的壓力積累，就是抗衰老的大敵。完全免於壓力，或許真是現代人的奢望，但至少要盡可能的紓壓，緩解壓力對身體老化及罹患疾病的影響。

保健之道，必須留意這些精神上的毒素，以積極樂觀的情緒和思想取代消極和悲觀，祛除在血液中產生生化毒素的可能。靜坐冥想、自我暗示、自我肯定、信仰，以及改變家庭或生活環境，都是讓消極思想不再出現的好方法，並且有效地產生積極樂觀的態度。而培養興趣和嗜好、閱讀、聽音樂、適度的運動和充分的休息等，可以免除精神不安和身體壓力。

另外，適當的飲食內容，減少咖啡因等刺激性食物和糖分的攝取，多補充維他命B群、維他命C、礦物質等等，也有助於從生理方面消除壓力所帶來損害。例如：日常飲食中多攝食蔬菜和水果，可以幫助身體減少毒素的產生。許多食物富含各種天然的抗氧化劑：蔬菜、芭樂、柑橘類水果等含豐富的維他命C，深綠色和黃色蔬菜中有β-胡蘿蔔素和番茄紅素，十字花科蔬菜有很好的抗氧化劑——穀胱甘肽，都是協助身體抵禦自由基的利器。

KEY 4

經營年輕

KEY

4-1

不老生活4C版

不老生活，除了借助抗衰老療程的營養素補充、荷爾蒙調整之外，生活型態也有很大的加分作用。自發性地在生活型態上做一些改變，就能收延緩老化、預防疾病之效，何樂不為呢？

只要在日常生活上做到4C——四個改變（4 Changes），你會發現，不僅體力、情緒和外表都有所變化，對人生的看法、生活的態度都有所不同，健康升級了，人生也跟著豁然開朗了。

抗衰老的四個生活實踐：飲食、睡眠、紓壓、運動。只要你願意做改變，就能一步步走向健康的不老人生。

改變1 飲食習慣

怎麼吃，不會老？當然要聰明選、健康煮、美味吃。首先，斷捨離掉對自己不好、卻又一再執著的飲食，如：糖類和精製碳水化合物。選擇對自己好的抗老化飲食，如：瘦肉蛋白質、好的脂肪、多樣化的當令蔬果。有了健康的食材，還要正確地烹調，比如：簡單烹調和低溫烹調。品嚐新鮮食材的真滋味，拒絕加工食品，日日有好食，而且不會老。

改變2 睡眠充足

睡眠不足絕對是老化與疾病的催化劑。每天少睡幾小時，並不會延長人生的精彩度，反而會驅動身體分泌壓力荷爾蒙；而且，若不在晚上十一點到凌晨四點間睡覺，便無法獲得修補細胞、再生細胞的生長激素。啟動良好且規律的作息模式，每天晚上十一點就寢，一覺睡足六到八小時，充沛的活力才是多姿多采人生的泉源。

改變3 紓解壓力

有些人認為，壓力是成功的推進力，因為，當身體感受到壓力時，就會產生腎上腺素和腎上腺皮質醇，使人更強壯、反應迅速。然而，長期過量的腎上腺素和腎上腺皮質醇卻會造成身體的耗損；長期的壓力也會耗盡抗壓荷爾蒙（DHEA），加速身體老化。放任壓力堆積，久之，壓力就變成了隱形的危機、無形的殺手。不老生活，一定要為壓力找出口，找到讓自己可以真正放鬆和紓壓的方式，並且融入日常生活中，每一天都幫自己的身心靈釋放一些壓力。

改變4 要活就要動

別再為自己的不想動找藉口！運動所帶來的抗衰老好處，可不是吞吞藥丸、營養素就可以達到的，如：心肺功能、肌力等。持之以恆的規律運動習慣，可以增加心肺功能和骨質密度、減少體脂肪和關節疼痛、改善肌力與葡萄糖耐力提昇、降低血壓和血中低密度膽固醇，還可以紓解壓力和焦慮。重要的是，會讓身體變得輕盈，行動力敏捷，感覺又回到了青春少年時。

KEY 4-2

健康好食觀

養生、環保意識抬頭，飲食革命也一再進化。畢竟，人類自己不想生病、衰老，自然也不願看到我們所賴以生存的地球病入膏肓、快速衰老。如何與地球共存共榮，飲食革命也是其中重要的一環，從友善土地的栽種、生態平衡的飼育與捕獵、減少碳足跡的運送與烹調……善待我們所身處的大地，其實也是善待我們自己；為地球減毒，也是為人類減毒；幫助地球對抗衰老，也是幫我們自己抗衰老。

飲食文化一再演進，時至今日，已有返璞歸真之勢。食當令、食在地，食原形、食原味、簡單烹煮，這不正是老老祖先們的飲食模式嗎？飲食，從最初的止飢、攝取維生所需的營養，漸次到經濟發達，一路追求色香味俱全的豐富、複雜、美觀……以至極致的奢華宴饗，而今改吹健康風與環保風，向天、地、人（前人）學習關於吃喝的智慧。

全食、粗食、裸食，所為何來？

健康飲食主義正夯，跨越華美與美味，飲食文化走向美味與健康，為什麼呢？因為，現代人的疾病實在太多了。為了對抗病魔，除了接受專業醫療之外，愈來愈多的患者或患者的親人開始尋求食療，看能否減低對藥物的依賴；畢竟，藥能治病，但也有許多副作用。於是，關於食療的研究也愈來愈盛行，各式強調養生、健康或有療癒效果的飲食主張不斷推陳出新，健康食品大行其道，連食品加工業、餐飲業也搶搭新「食」尚風潮。

已經風行好一陣子的全食物救命飲食法，被行銷為奇蹟救命法，號稱不僅能逆轉癌症、心血管疾病、糖尿病……還能改善老化、肥胖等問題；呼籲擺脫精緻食物、提倡雜糧食物的粗食，還有拒絕加工食品及過度烹調的裸食，也各有其健康主張。無論是全食、粗食、裸食，都找來名人、醫生、營養師、農夫、廚師、甚至美食家的的背書、代言或設計食譜，食療儼然成為養生或另類醫療的一個熱門選項。

吃食物或吃毒素？

醫學研究已經證實，發炎是導致許多重大疾病的根源。人體最主要的發炎來源，就在我們的腸子，而最常引發腸子發炎的，就在每天所吃的食物裡。食物裡如果有毒素的存在，就會刺激腸子的免疫組織，產生細胞激素（Cytokines），造成全身性的發炎。因此，要避免讓身體發炎，就要改變食物的內容，減少吃進來的毒素。

姑且不論新「食」尚主義的效果是否如其所言的神奇，但這股健康飲食風，起碼讓人們重新去審思與正視食物：我們真的了解每天所吃的食物嗎？我們知道這些食物裡有些什麼東西嗎？這些食物是有益或有害我們的健康呢？

在台灣，飲食便利性極高，國人外食需求及對美食的追求度也高。食物，可以到店裡去吃，可以外帶回家吃，甚至還可以網購，「想吃，就吃得到」的方式愈來愈多；在價位上，則強調所謂的CP值（成本效益、性價比）。便利性與CP值，讓飲食型態有所改變。當很容易就可以買到飽餐一頓的食物，而且金錢與時間的花費也不見得比自己開伙來得高時，很多人就開始享受這樣的方便。久而久之，不開伙的廚房愈來愈多，形同虛設，甚至消失了。不只是在家裡，許多餐館的廚房也漸漸失去它的功能，從中央廚房、食品工廠來的現成調理包、半成品盛行，餐廳廚房只負責再加熱、擺盤，這樣的情形，對於美食品味不僅是諷刺，更對健康造成極大的隱憂，因為毒素正在這些過程中悄然滋長、蔓延。

高溫烹調出高致癌風險

無論是油脂、澱粉、糖、蛋白質，一經高溫烹調（煎、炒、炸、烘烤），不僅營養流失，還會產生毒素，刺激淋巴組織，導致發炎，引發慢性退化疾病和癌症。

高溫烹調過的油脂，會轉化成反式脂肪，產生自由基，造成細胞膜構造改變，使荷爾蒙和神經訊息的傳導發生問題，也會提高冠狀動脈心臟病的風險，甚至加速阿茲海默症的病情。被攝取入體內的反式脂肪，會堆積在腸壁，不易被消化、排除，也無法被肝臟代謝。

澱粉經過攝氏一百度以上的高溫烹調，容易產生致癌物——丙烯醯胺（Acylamide）。炸薯條、洋芋片、泡麵、炒麵、炒飯、炒米粉、油條、燒餅、麵包、餅乾、蛋糕、蛋塔……富含澱粉類的食物，在製作的過程中，高溫的時間愈長，就會生成愈多的丙烯醯胺。

而高溫烹調過的蛋白質和糖，會產生梅納反應（Maillard Reaction），和具有特殊焦香味的黑褐色物質梅納汀（Melanoidin），這就是一種致癌物。所以，諸如烤肉醬、以糖醃漬的肉類、糖醋魚和糖醋肉、肉乾、肉鬆……這些醬料、食物，有可口的色澤和氣味，同時也有致癌風險。而**高溫烹調過的蛋白質，結構會變得堅硬而難消化，給胃和胰臟帶來負擔，造成消化功能障礙。**

不依賴加工食品

助長食用營養學盛行的另一因素是：食品安全問題。

當我們所吃下肚的是食品工廠和中央廚房大量產製的食品，首先要面對的，就是營養不足的問題。即使是再新鮮的食材原料，在工廠裡經過長時間的加工製造，不但原有的鮮度難以保留，也會流失掉原有的風味和營養。因為鮮度和風味的改變，於是就需要使用各種食品添加物，如：色素、調味劑、膨鬆劑等來改良。在許多已開發國家，由於加工食品的普遍，人民的維他命和礦物質攝取不足，已經出現營養不良的徵候。

除此之外，還要面對：運輸途中可能導致食物腐敗、病菌滋生，就要使用更新的防腐劑、化學薰蒸劑、或是抗生素；食品工廠和中央廚房的生產過程，更可能遭受到病菌或是工業的汙染；而大面積的農耕、以及大量的畜養家畜和家禽，需要使用更有效率的種植和飼養方式，這也代表將會使用更多的農藥、肥料、化學藥劑、抗生素、荷爾蒙等。更多的毒素和新品種的病菌就這樣一直增加。美國許多研究指出，人們對抗疾病的自然抵抗力逐漸降低，並且，加工食品的產製過程，包括：農業生產、原料處理、工廠加工、產品保存等等，都可能提高人類罹癌的機率。

檢視一下自己的食物內容，是不是真的非常依賴加工食品？

從調味醬料，到罐頭、調理包、休閒零食、飲料，甚至於一些麵包、熟食等，都是工廠的量產產品。如果，每天都是吃這樣的食物，不但營養的攝取不夠，還會不斷吃進各種食品添加物、抗生素、荷爾蒙等毒素。許多添加物，即使是合法使用的，但仍然是一種毒素，一樣會造成身體的負擔。例如：亞硫酸鹽，是食品中常用的漂白劑，也具有防腐和抗菌的效果，在水果和蔬菜進行加工之前，就常常會浸泡在亞硫酸鹽溶液中，或是用硫磺薰蒸；許多酒類、包裝果汁中也常常會有亞硫酸鹽存在。然而，亞硫酸鹽也會引起腹痛、頭痛、噁心、氣喘等不適症狀。

經常吃到亞硫酸鹽和垃圾食物的人，他們的腸胃道就會產生許多以亞硫酸鹽為生的細菌。研究指出，絕大多數腸炎患者和半數的正常人的腸道裡，都可以找到這種細菌，它們會攻擊腸道，使腸子發炎，點滴腐蝕掉健康。

食物斷捨離，健康豁然開朗

利用「斷捨離」這個號稱史上最強的人生整理術，也將生活日常裡的飲食總整理一番，斷絕不需要的食物，捨棄多餘的加工食品，脫離對口腹之慾的執著，藉由對食物進行「減法」來為自己的健康加分。在採買、料理的每個當下，都只使用足量的最低限度，但最好、最適合自己的食物和方式，如此一來，不僅體內的環境會變得清爽、無負擔，連帶也會改善心理層次，健康便會豁然開朗。

進一步將飲食升級為抗老化版本的原則也很簡單：少吃或不吃糖類及精製的碳水化合物；多吃瘦肉蛋白質；攝取健康的脂肪，如初榨橄欖油，而且不要加熱；大量食用各式各樣當令的天然蔬果；低溫烹調或簡單烹調。把握這幾大原則，全食、粗食、裸食一起來，日日都有好食。

抗衰老飲食指南

	Must Do	Not to Do
蔬菜	5 種顏色一天至少 2 種 **綠色**：花椰菜、皇宮菜、龍鬚菜、小松菜、澎湖苦瓜、菠菜、秋葵 **紫色**：茄子、紅鳳菜、紫洋蔥、紅莧菜、紫甘藍菜 **黑色**：黑木耳、香菇、紫菜、海帶 **白色**：牛蒡、西洋芹、韭黃、蘿蔔、白花椰菜、杏鮑菇 **紅色**：紅蘿蔔、紅甜椒、牛番茄、甜菜根	蔬菜量不夠、只吃單一顏色或種類
水果	適量不過多（份量約 2 個拳頭大小） 莓果類（新鮮藍莓、覆盆莓、蔓越莓）、柑橘類、紅石榴、蘋果、芭樂、鳳梨、火龍果等當季水果。	只吃單一顏色或種類
優質蛋白質	動物性：魚肉、雞肉、新鮮海鮮、奶類、乳製品 植物性：黃豆及其製品	過量紅肉、加工肉類、高溫油炸肉品
全穀類	均衡攝取各種未精製全穀，如糙米、薏仁、藜麥、蕎麥、燕麥等	白米、麵包、餅乾、蛋糕等精製過的澱粉食物
健康油脂	無調味綜合堅果、酪梨、橄欖油、苦茶油、亞麻籽油、芥花油、深海魚之油脂	飽和脂肪（紅肉、精緻點心）、Omega-6 脂肪酸（大豆沙拉油）
飲水、飲品	一天水量須達個人需求 適量綠茶	含糖、人工香料之飲料
食物選購、烹調	新鮮當季食材 低溫烹調	高溫油炸、燒烤、爆香快炒等烹調方式
食物過敏原	依不同食物及嚴重程度，避開個人食物過敏原	---

KEY 4-3

睡出來的活力

台灣的夜貓子很多，大多數人習慣晚睡，可能是壓力（工作、課業、家庭、職業……）使然，可能是外在誘惑（夜市、夜店、午夜場電影、二十四小時餐飲店和書店、手機和電腦遊戲）所致。也可能是不為什麼，就是習慣過了午夜十二點、一點才睡……這樣的就寢模式，多半會導致睡眠不足，即使斷續補足八小時，大白天的，也會覺得莫名疲累，常常打哈欠、打瞌睡、無法保持頭腦清醒，並且可能伴有頭暈、頭痛、心悸、健忘、情緒不穩、血壓不穩定等症狀。

然而，一「夜」好眠，無論對小孩、年輕人、熟年、老年……各個年齡階層，夜裡（尤其是晚上十一點到凌晨四點）的睡眠都至為重要，因為，那是身體修補、再生細胞的關鍵時機。倘若，晚睡成習，作息時間不良，睡眠有障礙，休息的質與量都不夠好，致使老化的速度加快，身體便出現上述終日渾噩的症狀，長此以往，就容易造成免疫功能失衡、荷爾蒙失調、以及心血管方面的問題。

美容覺，真的有效

人的睡眠結構分為「快速動眼期（REM）」和「非快速動眼期（NREM）」，兩者會交替出現。其中，REM和腦部的發展及記憶、學習都有關聯，而且對腦細胞的修補非常重要；而NREM則會幫助身體組織的修補。NREM又可細分為四期，第一、二期是淺睡期，可以幫助消除身體的疲勞，而第三、四期為深度睡眠，才具有修補組織的能力。

正常的睡眠，前半夜以深度睡眠較多，後半夜則以NREM第二期或REM較多。高品質的睡眠一定要有足夠的深度睡眠，身體才會製造大量的荷爾蒙，包括：生長荷爾蒙、類胰島素生長因子（IGF-1）、性腺荷爾蒙等，讓老化的細胞再度生長，肌肉、內臟等也會獲得良好的修補和復原，同時讓肝臟和免疫系統進行解毒；此外，也會使皮膚維持緊緻、有光澤。所以，夜晚十一點到凌晨四點的「美容覺」是有道理的，經常熬夜，不在這個時段睡覺，荷爾蒙分泌不足，皮膚就容易變乾和老化。

在進入深度睡眠的同時，身體還會分泌一種抗利尿荷爾蒙（Antidiuretic Hormone，ADH），這種荷爾蒙會減少尿液的製造，讓人在睡眠當中不會想要起床排尿，才能一覺睡到天亮。反之，如果沒有進入深度睡眠，這種荷爾蒙就不會分泌，就會一直醒來上廁所，而且每一次尿量都很多，這和一般因為男性攝護腺肥大或女性骨盆腔肌肉無力所導致的頻尿有所不同。很多人經過睡眠治療之後，就不再有夜間頻尿的情形。

一夜好眠，對於發育中的孩童、青少年，有「一眠大一寸」的功用，對於成人而言，美容覺可以維護健康細胞、再生新細胞、抗衰老，重要性自是不可言喻。

一夜好眠搞定抗老荷爾蒙

美容覺睡出來荷爾蒙裡，有一種被視為終極抗老荷爾蒙，就是生長激素（Human Growth Hormone，HGH）。許多愛美人士一用成主顧，覺得一瓶小小的生長激素，竟有大大的神奇魔力，美容、減肥效果奇佳，精神、體力也大為提升，即使通宵熬夜，也不影響青春活力的展現。

生長激素，是由腦下垂體所分泌的荷爾蒙，顧名思義就是掌控生長的荷爾蒙，可以讓人長頭髮、長皮膚、長關節、增加細胞活性、促進蛋白質的合成，並且調整脂肪和醣類的新陳代謝。孩童和青少年時期的發育全靠生長激素，如果生長激素不足，便會發育不良。在美國，生長激素可用於治療患有發育疾病的孩童。在台灣，也有擔心小孩長不高的父母，讓小孩接受生長激素注射。對成人而言，生長激素則可以修補、再生細胞，是回春聖品。

受到日夜生理節律的控制，於夜裡入睡時才分泌生長激素，而且在晚上十一點到凌晨四點之間的熟眠時段來到分泌的高峰期。所以，經常熬夜、作息日夜顛倒、長期失眠的人，便會錯失

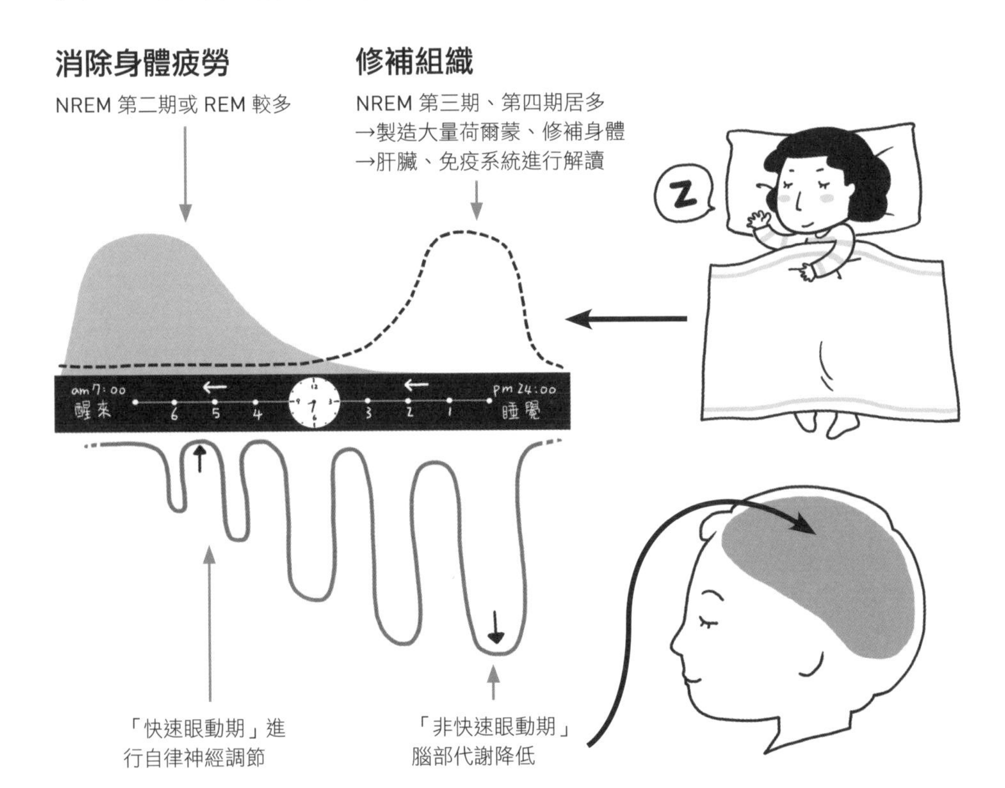

生長激素分泌的最佳時機，導致生長激素不足，開始出現掉頭髮、皮膚變薄、皺紋增加、脂肪增厚、肌肉萎縮等衰老症狀。反之，日落而息，該睡覺的時候好好睡覺，生長激素便可以不求人地自行分泌。

回春之泉需由醫師開立處方

一般而言，健康的成人若生活作息正常，應可正常分泌生長激素。但如同其他荷爾蒙，生長激素的分泌也會隨著年齡的增長而減量，而讓身體逐漸進入老化過程。到了六十歲左右，體內生長激素的濃度大約只有年輕時期的四分之一。

在臨床上，生長激素療程有讓身體回復年輕的奇效，「回春之泉」、「青春之泉」、「不老之鑰」……讚揚美名紛之沓來，引起許多熱愛抗老人士的青睞，納入抗衰老計劃的優先順位。

然而，無論是針對某些疾病或是抗衰老療程，如果要補充生長激素，一定要先經過詳細的血液荷爾蒙檢查，參考體內各種生長因子的指數，並且嚴密監控生長激素在體內的濃度。因為，多不一定好，**當體內的生長激素過量時，有可能引起代謝上的疾病，如糖尿病，也會提高罹患癌症的風險。**進行生長激素療程抗衰老，必須經由專門醫師整體評估後，擬訂全方位抗衰老計劃，在各方的配合、協調下，才能發揮最正向及最佳效用。

目前，市面上有許多生長激素製劑，有些是直接萃取動物的生長激素，有些是以人工合成的藥劑，用以促使腦下垂體分泌生長激素，由於這些都不是人體自己的荷爾蒙，身體無法有效地控制它們的作用與代謝。如果未在醫師的指導下貿然使用，很容易產生前述的後遺症。另一方面，如果原本身體還具有分泌生長激素的正常機能，在經過這些外來的刺激之後，很可能會抑制甚而喪失了自己身體的分泌機制。

不容輕忽的睡眠障礙

一夜好眠真的很重要，但偏偏有睡眠障礙，睡眠品質不佳或失眠，該怎麼辦？

無法進入深度睡眠，最主要是因為睡覺時身體缺氧，而最常造成缺氧的原因就是睡眠呼吸中止症，如打鼾。打鼾常常發生在四十歲以上的中年男子，尤其是肥胖、頸圍粗大、或是下巴較為內縮的人。這是因為年齡大了，咽喉附近的肌肉便開始鬆弛，容易阻塞呼吸道；另外，下巴較為內縮的人，由於睡著時舌頭容易往後掉，堵住呼吸道，這些都會造成打鼾、呼吸困難、甚至呼吸暫停，而造成身體的缺氧。當身體發生缺氧狀況，大腦就會被驚醒，只是醒來的時間非常短暫，所以睡醒後根本不記得，只是感到非常疲倦，好像總是沒睡飽。這是一定的，無意識的睡睡又醒醒，根本無法讓人進入到深度睡眠。**打鼾及呼吸中止的問題，只有少部分能透過手術解決，絕大部分的人在手術後雖然不再打鼾，但仍會有呼吸中止的現象。**

此外，有很多心臟血管疾病的患者，會在睡眠當中，特別是清晨時出現腦溢血。也許大家會覺得奇怪，睡眠時應該是沒有什麼特別的壓力或刺激，為什麼會突然血壓升高，導致腦溢血？其實，這可能就是因為呼吸暫停造成了缺氧，使得心臟必須更用力把血液打出去，除了造成心律不整，也會導致血壓上升，造成腦溢血發作。還有些人在睡覺時會磨牙，或是腦部有不正常的放電，導致四肢不自覺的抽動，這些也會消耗血糖和氧氣，使缺氧的問題更嚴重。而且，當缺氧愈厲害，肌肉組織就變得愈鬆弛，導致呼吸暫停更嚴重，於是缺氧就更厲害，形成惡性循環。

除了睡眠呼吸中止症，還有一種常見的睡眠障礙——失眠症。失眠症包括：想睡卻睡不著、易醒又不容易再入睡、早起等，導致睡眠的質和量都不佳。很多人認為，睡不著只要喝點酒、吃吃安眠藥就好了，然而，安眠藥和酒精或許能夠助眠，卻沒有辦法讓人進入深度睡眠，當然免疫功能及荷爾蒙分泌都會出現問題。而且，長期的依賴安眠藥和酒精，除了藥物及酒精的副作用以外，還會產生成癮的問題。至於褪黑激素，也是只能讓人容易入睡，並沒有辦法改善睡眠品質。

為什麼睡不好？睡眠檢測告訴你

現代的睡眠醫學檢測已經可以完整的記錄一個人睡眠過程中所有的狀況，以及腦波、血壓、血氧濃度等，並加以分析。所以一旦有睡眠的障礙，最好透過睡眠檢測，來了解自己的問題所在，才能夠對症下藥。例如：有呼吸暫停導致缺氧的時候，就需要用呼吸輔助器，以正壓將空氣直接打入呼吸道，避免缺氧；而磨牙和肢體抽動，主要是因為類似癲癇症的腦部異常放電所造成，需要先用藥物來控制一段時間，等腦細胞修復之後，再視情況停藥。

若有肝臟解毒功能不好、常常精神不濟、血紅素很高、生長荷爾蒙很低的情形，也可以安排睡眠檢測一探究竟；有中風、心肌梗塞等病史的人，更要注意自己的睡眠問題，否則復發的風險會相當大。

怎麼睡，才好眠

有人是秒睡，有人是輾轉反側一整夜；好睡的人是怎麼也想不通睡不著這回事，而數羊數到羊兒都累昏了卻還是睡不著的人，則羡慕那一沾枕就可以立刻睡著的人。人的一生有幾近三分之一的時間是處於睡眠狀態，睡覺原本是再平常不過的定律，可是愈來愈多的現代人為了睡眠障礙困擾不已。

如果不是由病症所導致的嚴重睡眠障礙，一般的失眠是可以透過日常生活上的一些調整來改善。

首先，作息時間一定要正常、規律。晚上十一點就寢，一覺睡足六至八小時。起床時間最好也固定，不要睡回籠覺。睡前，身心儘量放輕鬆，洗個熱水澡、聽音樂、看閒書、不要做太複雜或煩心的思考……培養安穩入睡的情緒。睡覺時，臥室要安靜，燈光要柔和，可以的話，最好是關燈。

在飲食上，晚餐，不要太晚吃，也不要吃得過於油膩和重口味，免得延長消化的時間，還要避免含咖啡因的飲料，如：咖啡、茶等。睡前，若真想吃點東西，可以選擇一些助眠食物，例如：富含色胺酸和礦物質鈣、鎂的香蕉、堅果類。服用褪黑激素也能幫助睡眠。但不建議以酒精飲料助眠，因為酒精成分雖可讓人很快入睡，但只會停留在淺睡期，睡眠品質並不好。若真的需要服用安眠藥，必須由醫師處方。

KEY 4-4

無壓一身輕

金庸武俠小說《倚天屠龍記》裡，張三手教導張無忌練太極劍，最重要的精髓，就是要不拘泥於張三手所演示的劍法，而要把所有的招式全部忘光，只要用心體會太極劍裡的劍意，不必有任何的框框，招式自然能夠自由揮灑而出，才能充分發揮太極劍的威力。這樣的思考，也適用於現代人的生活。人，是愛好自由的，一旦受制於太多世俗的眼光與框架，就會感受到無比的壓力，變得很不快樂。而我們都知道，壓力是老化的催化劑、健康的大敵，一定要懂得紓解壓力，才可能追求青春與健康。

你，還在框框裡嗎？

古希臘哲學家伊比鳩魯認為，人要活得快樂，第一個條件就是自由。但是，絕大多數的現代人都在不知不覺當中，陷入無形的框框裡。這些框框，可能是別人對自己的期許，也可能自己是對自我形象的堅持。或許，有些人會覺得，這些期許和堅持是讓自己努力奮鬥的動力來源，但很多時候，當我們已經被限制在某些固定的角色或形象裡，就會對自己形成一股龐大的壓力。

現代社會，外在的條條框框或是不可避免，若是連自己都不放過自己，內外交相逼，不經意之間就在體內形成了壓力鍋。壓力，直接衝擊荷爾蒙，也影響心理狀態，老化與疾病便悄然上身。不想提早衰老，不想疾病纏身，就必須幫自己減壓。找到讓自己可以真正放鬆和紓壓的方式，並且融入日常生活中，每一天都幫自己釋放一些壓力，漸漸地就會感受到抗老化的好處。

如果，對你而言，吃，是具有療癒效果的，那就選擇有益健康又美味的抗老化飲食，適量品嚐，而不暴飲暴食；或是適度運動，暢快淋漓地流汗，把壓力和毒素一起排掉；也有研究報告指出，靜坐冥想、瑜珈、太極拳等能有效減輕壓力；藝術創作，如繪畫、音樂、舞蹈等也被證實是紓壓的有效方式，前一陣子大為風行的著色書即是一個顯著的例子。總之，要幫自己的壓力找到適當的出口，就能有效對抗衰老和疾病。

「壓」出來的憂鬱症

長期慢性的情緒壓力，還會導致憂鬱症。世界衛生組織（WHO）曾經警告，到了二〇三〇年，憂鬱症將會和癌症、心血管疾病併列，成為讓人們失能的三大疾病。

在臨床上，憂鬱症同時會有生理、心理、以及認知等方面的症狀，包括：情緒低落、提不起勁、注意力不集中，或是食慾異常（吃太多或吃太少）、睡眠異常（睡不著或睡太多）等，以及出現負面思考，覺得所有事情都是悲觀的，嚴重者甚至會產生輕生的念頭等，如果連續兩個禮拜以上都有這樣的症狀，就不再只是單純的心情不好，可能是憂鬱症的傾向了。

憂鬱症除了上述的心理症狀以外，也會產生許多生理上的問題，例如：免疫機能下降、消化性潰瘍、營養不良等，加上憂鬱症患者大多不願意出門，運動量也不足，所以容易產生肌肉緊繃、腰酸背痛等症狀，更嚴重的是，這些心理和生理的問題會彼此影響，造成惡性循環，當然人就容易老得快，許多慢性退化性疾病也會就此上身。

醫學研究已經發現，**憂鬱症是腦部的神經傳導物質不平衡所造成的，特別是血清促進素（Serotonin）、正腎上腺素（Norepinephrine）與多巴胺（Dopamine）等三種。**這些神經傳導物質的分泌除了會受到遺傳的影響，也會因為環境、情緒的刺激而改變，例如：食物過敏、甲狀腺機能亢進、某些藥物（如一些高血壓、關節炎與帕金森症用藥）、抽煙、酗酒、以及飲食中缺乏維他命B12和葉酸等；然而，最主要的，還是長期慢性的壓力所造成的。

名人也得憂鬱症

歷史上有許多名人也都是憂鬱症患者，例如：邱吉爾、林肯、牛頓等。以解放黑奴的美國總統林肯為例，他曾在日記中寫道：「現在的我，悲慘透了，如果全世界的人都和我一樣，世上將沒有任何快樂的臉孔。會不會變好，我不知道，但我有很糟的預感，不會！」其實，許多憂鬱症的患者，都是具有高成就、高社經地位的人，可能是因為他們背負著許多社會的期待和責任，自我期許也很高，長期處於巨大的壓力當中，而罹患憂鬱症。

預防憂鬱症，要讓情緒和壓力獲得紓解，使神經傳導物質能維持平衡。其實每個人都會有低潮的時候，也需要有抒發的管道，冥想、運動、休閒、嗜好的培養都是很好的方式；此外，社團聚會、以及親友的關懷，也都是很重要的支柱。多做戶外活動、接觸日照，有助於血清素的分泌；而多補充維他命B群、維他命C、以及Omega-3必需脂肪酸，也可幫助神經傳導和壓力釋放。

「吃跑」憂鬱

一般而言，造成憂鬱症的主要原因除了長期的壓力外，還有許多生理上的因素，例如：慢性的發炎感染、營養不足、糖分攝取過多、食物過敏、甲狀腺功能異常、婦女子宮內膜炎、缺乏日照等等。

由於憂鬱症的症狀機制與腦部的運作有關，因此一些抗憂鬱的藥物都是針對神經傳導方面著手。但是，如果造成憂鬱症的原因不除去，單是依賴藥物也只能控制病情。要想徹底解決問題，首先就必須把一些生理上的致病因素，例如：感染、內分泌失衡等情形，一一排除。

近年來，**研究進一步發現，飲食不當可能是造成憂鬱症的原因之一，許多食物會影響腦部與憂鬱症相關的荷爾蒙分泌情形，包括：血清促進素、多巴胺以及正腎上腺素，進而影響情緒。**

當我們吃進碳水化合物類食物，如全麥土司、高纖蘇打餅乾、或較不甜的水果等，會促使腦部分泌血清促進素，使腦部呈現安定狀態，有助於放鬆精神；而吃到含必需脂肪酸或是蛋白質類的食物，會讓多巴胺和腎上腺素分泌，使我們精神提振、思考敏捷。因此，想要提振精神，就多吃一些蛋白質；想放鬆一下緊張情緒，就多吃一些碳水化合物。當我們飲食中綜合了這幾種營養素，就能使腦部的運作順利，達到平衡的狀態。憂鬱的人多吃富含蛋白質和必需脂肪酸的食物，例如：鮭魚、雞肉等，自可改善情緒。

相對的，如果吃了富含飽和脂肪的食物，比如：油炸類、肥肉、餅乾等，就會抑制腦部神經訊息的傳導，並且會引起疲倦、行動力變慢等。另外，必須要留意的是，當你食用碳水化合物的時候，應該避免含糖的食物（例如：甜食、飲料等），以免在情緒放鬆以後，同時刺激胰島素開始分泌，導致低血糖的現象，反而造成情緒更低落和疲倦。也要減少咖啡因的攝取，以避免因過量而致情緒焦躁。平日留意經營自己的飲食狀況，其實就可以輕鬆的轉換心情，吃跑憂鬱。

KEY 4-5

行動力回春法

沒時間、懶得動、不愛動、動不了……現代人總有太多不想運動的藉口。可是，要活就要動！這絕不是老生常談，而是極有事實根據的至理。適度且規律的運動，可以增進心肺功能、降低體脂肪、維持肌肉的質量，還會釋出令人愉悅的腦內啡；靈巧的行動力，神清氣爽的體態，不僅是看起來年輕，而是真的活力滿滿。再搭配合宜的飲食、正確的營養素補充、減壓，可以加乘發揮抗衰老的功效，大大增進回春力。

持之以恆運動，抗老效果加乘

運動，包含三大部分：有氧運動增進心肺功能、伸展運動增加身體柔軟度、肌肉訓練強健肌力及增長肌肉。這些好處都不是單靠吃、睡或減壓可以達到的。切記，真正有效的運動，必須堅定地養成持之以恆的習慣，適度且規律地進行。有想到才勉強動一下，一曝十寒，運動量不足，或是一時興起的劇烈、過量運動，不僅徒勞無功，更可能導致運動傷害。

❶ **有氧運動**，就是一邊運動、一邊調節呼吸節奏，讓呼吸與動作兩相配合，將氧氣運送至身體各部位。快走、慢跑、騎腳踏車（也可在跑步機、固定式腳踏車上做），和游泳等都是很不錯的有氧運動。身體的帶氧量增加了，代謝就會正常。

❷ **伸展運動**，是以緩慢的延伸、彎曲、扭轉等動作來伸展肢體，包括：四肢、肩膀、脊椎和軀幹，可以保持肢體的彈性、柔軟度和協調性，進而保護身體，避免受傷。此外，瑜珈、太極拳也是維護肢體彈性的有效方法，還兼具放鬆身心的功能。

❸ **肌肉訓練**，這可不是運動員、健美人士的專利，對一般人而言，也很重要。肌肉流失是老化的徵兆之一，年過三十以後，骨骼肌每十年就會流失百分之三至八，年過七十後，每十年就會流失百分之五。**骨骼肌是調控老化的重要組織。當骨骼肌強烈收縮時，會產生大量的肌肉激素**（myokines），**而肌肉激素可以調節免疫力、對抗發炎。**肌肉訓練還可以增加肌肉裡的胰島素受體細胞，改善身體對胰島素的敏感性，有助於血糖控制。此外，還能減少腎上腺皮脂醇，提高抗壓荷

爾蒙（DHEA）與腎上腺皮脂醇比例，達到抗衰老的效果。

一起動起來，一起不老

運動的好處多多，大家都耳熟能詳，缺的是身體力行的實踐力。每周溫和而固定運動三次（或以上），每次至少一個小時，把運動變成生活的一部分，聰明有計劃地動起來。

肌肉訓練是一種無氧運動，運動時會產生很多的乳酸，卻又無氧可以幫助代謝，乳酸就會一直堆積，造成肌肉痠痛。因此，建議與伸展運動、有氧運動搭配著做，順序是：伸展運動↓肌肉訓練↓有氧運動↓伸展運動。

從伸展運動做起，讓身體有彈性，再做肌肉訓練，就可以避免運動傷害。無氧的肌肉訓練做完之後，接著做有氧運動，把氧氣帶進身體，幫助代謝回復正常。最後，再以伸展運動結尾，放鬆肌肉。

一旦養成規律的運動習慣，會逐漸感受到運動帶來的好處：心肺功能和骨質密度增加了，體脂肪和關節疼痛減少了，肌力與張力、葡萄糖耐力改善了，血壓、膽固醇降下來了，壓力、焦慮紓解了，身體變得很輕鬆，行動力敏捷許多，體力、精神大幅提升，感覺又回到了青春活力洋溢的年輕時候。

KEY *5*

果真如此？！

KEY

5-1

追殺膽固醇？

關於膽固醇，訛傳不少。尤其是心血管疾病，一度將膽固醇列為頭號敵人，全力追緝。隨著研究資料越多，才發現自由基和抗氧化機制也是造成心血管疾病的重要風險因子。儘管如此，許多人仍對膽固醇心存疑慮、戒慎恐懼，畢竟，流言蜚語已久，已經習以為常了。

膽固醇的角色：製造荷爾蒙和膽汁

在確認膽固醇是不是敵人之前，先來認識膽固醇。

膽固醇是一種重要的脂質類分子，廣泛存在於動物體的細胞膜中，是形成細胞膜的構造原料之一，隨著膽固醇量的高低，會改變細胞膜的結構，以及相關的生理功能。例如：在神經細胞的外表，就有脂肪形成的髓鞘保護著，而膽固醇正是製造髓鞘的必要物質，佔了組成比例的四分之一。隨著髓鞘裡的膽固醇含量改變，神經細胞膜的結構也會跟著改變，影響到細胞膜上與神經傳導有關的蛋白質功能，進而影響神經訊息的傳遞。研究指出，膽固醇含量低的男性精神病患，其自殺企圖大約是高膽固醇者的兩倍，可能就與神經傳導有關。

膽固醇同時是製造腎上腺荷爾蒙、腎上腺皮質醇，以及性荷爾蒙（雌激素、黃體素和睪固酮）的原料。性荷爾蒙在男性或女性都有，並且各自負責不同的功能，而腎上腺荷爾蒙對於新陳代謝、免疫方面的機能都非常重要。如果膽固醇缺乏，這些功能都會受到影響。膽固醇也有助於膽酸（膽汁的重要成分）的合成。

膽固醇分成兩種，低密度脂蛋白膽固醇（Low density lipoprotein，LDL-C）及高密度脂蛋白膽固醇（High density lipoprotein，HDL-C）。

低密度脂蛋白，LDL，會從肝臟攜帶膽固醇至身體各組織，也就是俗稱的「壞」膽固醇。這種說法讓LDL揹了個大黑鍋，因為LDL是將膽固醇運送給細胞的主要工具，當LDL到細胞的門口時，細胞膜上有LDL的接受器，負責管理膽固醇的入境。等膽固醇送到細胞裡頭，LDL任務完成，就回到肝臟。當細胞內的膽固醇量夠了，接受器就不再受理LDL；或者血液中有過氧化物，破壞了LDL，LDL就無法被肝臟回收，於是LDL就會滯留在血液當中，引起發炎，最後就黏在血管壁上，造成動脈硬化。

相對的，高密度脂蛋白，HDL，即俗稱的「好」膽固醇，能將全身中多餘的膽固醇運送回肝臟排除，預防 LDL 在動脈內壁堆積，有如血管的清道夫。所以，一般都認為血液中 LDL 的量越低，HDL 量越高，對健康越好；然而，如果 HDL 太高，也會產生一些健康上的問題。

由此看來，膽固醇並不是敵人，而是維護人體健康的必須物質，人體內一定要有「適量」（膽固醇總量）且「平衡」（LDL 和 HDL）的膽固醇才能夠良好運作。

幫膽固醇除罪——其實是身體在發炎

一提到動脈硬化、高血壓、腦溢血……多數人最先聯想到的就是膽固醇過高。其實，臨床上發現，很多人的膽固醇值一直都很正常，也同樣有動脈硬化，甚至腦溢血發作；也有些人膽固醇雖然很高，健康狀況卻維持得不錯。**也有研究指出，使用降膽固醇的藥物，並不能真正降低心血管疾病發作的風險。**

高膽固醇的人，常常都有很嚴重的發炎問題。因為身體在發炎，所以需要固醇類的荷爾蒙來調節免疫功能，讓身體不要發炎，而固醇類荷爾蒙的原料是膽固醇，肝臟就製造出很多的膽固醇出來。因此，**當膽固醇變高時，其實就是身體在發出警告，顯示身體正在發炎。**如果不找出發炎原因，只是用藥物來降低膽固醇，就會讓發炎的問題變得更嚴重。有些病人在使用降膽固醇藥物之後，就開始有皮疹、過敏的發作，或是容易生病、感染，這可能都是因為體內固醇類荷爾蒙不足的原因。

已經有愈來愈多的證據指出，發炎是各種重大疾病的根源，包括：動脈硬化、糖尿病、身體免疫疾病、腦溢血、癌症等，也難怪臨床上會發現，使用降膽固醇藥物並不能真的減低心血管疾病與中風的發作風險，這就是因為發炎的問題並沒有真正解決，身體還少了膽固醇的保護，結果發炎導致動脈硬化變得更惡化。最近，醫學研究已經開始用發炎指標高敏感性C—反應蛋白（hs-CRP）作為心血管疾病的風險指標，就是這個道理。

所以，除非是已經有高膽固醇問題的人，否則一般人並不需要刻意控制食物中的膽固醇量。**更重要的是，如果發現自己的膽固醇過高，不要馬上吃降膽固醇藥，而是要先找出膽固醇上升的原因，特別是發炎的問題，一定要先解決，**否則身體一直在發炎，一些重大疾病還可能接踵上身。

自由基惹的禍——被氧化的膽固醇

許多罹患心臟與血管疾病的人，都非常的注意自己的血脂肪和膽固醇值，特別是會限制自己膽固醇的攝取量，醫師也會開降膽固醇藥物給病人。然而，愈來愈多臨床檢驗發現，膽固醇量較高，不一定絕對需要限制食物中的膽固醇量，而一味地降低膽固醇值，也不一定對身體有好處。

大多數人都知道，維他命C、維他命E、β-胡蘿蔔素等是幫助人體消除自由基的抗氧化劑，但是卻忽略了免疫系統也是人體抵禦自由基的防線之一，而且各種被自由基所傷害的變性細胞或是變性蛋白質，都需要靠免疫系統來清除，因此免疫系統可說是最重要的抗氧化防線，而許多固醇類的荷爾蒙就是免疫機能的主要控制者，例如：糖皮質固醇（Glucocorticoid）、脫氫異雄固醇（DHEA）和雌激素都是有效的自由基消除者。脫氫異雄固醇和雌激素在中年之後急速減少，在這段時期中，也正是許多自由基造成的過氧化疾病發生率開始增加的時候，如動脈硬化就是其中之一。

由於膽固醇是固醇類荷爾蒙的原料，因此血漿中的膽固醇含量可被視為自由基傷害的指標之一。由統計數據發現，血液中膽固醇含量低和罹患某些癌症的危險性增加有關。因為營養或代謝的因素而無法製造足夠的膽固醇時，患者對於抵禦致癌自由基的能力會隨著降低。因此，含有大量過氧化物的飲食是許多慢性疾病的主要成因之一。人體視需要情形來決定製造多少膽固醇，所以當血液中的膽固醇量高時，代表人體對膽固醇需求量較高。在西方式飲食中，由於自由基的量較高，因此**血液中的膽固醇含量也隨著年紀增加，相對的，膽固醇被自由基氧化的程度也會增加，而被氧化的膽固醇，才是造成心臟與血管疾病的元兇。**

因此，膽固醇高時，實不宜只把它看成是心臟血管疾病的危險指標，而應該要去找出膽固醇變高的原因。如果只是限制飲食中的膽固醇以及使用降低膽固醇的藥物，忽略了膽固醇在免疫機能上的重要性，很可能在動脈硬化的治療中無法達到預期的治療效果。而目前限制膽固醇所獲得的好處可能並非真的是因為膽固醇降低的緣故，而是因為降低了被氧化的膽固醇量的緣故。因此，**提高抗氧化能力，減少自由基對身體的傷害，才是真正的保健之道。**

綜觀前述，其實膽固醇既不好也不壞，膽固醇就是膽固醇，不論過多或過少，只要不平衡就可能引起相關的功能失調或疾病。對於膽固醇量的問題，實在應該以更廣泛的角度去思考。

蛋蛋的哀愁——不是高膽固醇的兇手

蛋黃的膽固醇含量很高，一顆蛋黃含有二百五十毫克的膽固醇，因而曾經有一段很長的時間，蛋被訛傳為少吃的食物之一，尤其是心血管疾病患者，經常被警告要儘量避免吃蛋，如果真的想吃，那也要捨棄蛋黃。蛋黃，被貼上了導致人體內高膽固醇的罪犯標籤，不得接近高膽固醇的人和心血管疾病患者。

但，果真如此？吃蛋和其他高膽固醇含量的海鮮、肉類等真的會增加人體內膽固醇含量？真相揭曉，人體內的膽固醇並不全然是吃進來的；**吃太多膽固醇食物，會導致體內膽固醇過高，是以訛傳訛。**看看近二、三十年來的歐美研究報告，會發現吃蛋和海鮮並沒有那麼罪惡；因為，愈來愈多的證據顯示，攝取高膽固醇食物和體內的膽固醇含量，兩者之間並沒有直接的關聯。

事實上，人體內的膽固醇，有七成以上是由肝臟自行製造，其他才是由食物中所獲得；也就是說，膽固醇總量主要由肝臟的膽固醇合成量決定，而不是由飲食中的膽固醇攝取量決定。因此，忌吃含膽固醇食物並不能解決體內膽固醇過高的問題。

既然，正常的吃蛋，並不致升高體內膽固醇，少吃蛋，也不會降低體內膽固醇；那為了控制體內的膽固醇而不能吃蛋，豈非無稽之談。況且，蛋其實擁有很好的營養成分，是少數生產於陸地上的食物而含有必需脂肪酸DHA的，蛋同時也是卵磷脂（Lecithin）的極佳來源，而卵磷脂是重要的細胞膜和神經傳導物質的製造原料。

那麼，一天可以吃幾顆蛋？曾有研究報告指出，連續八週，每天吃四顆蛋，體內膽固醇也不會明顯增加；也有研究指出，一天吃三顆蛋，連續十二周，竟可降低百分之十八低密度脂蛋白（Low density lipoprotein，LDL，壞膽固醇）。三顆？四顆？重點在於，均衡的飲食，千萬不要因為某樣食物的某些營養成分高就暴食，也不要因噎廢食；均衡地攝取各類所需營養，才是最重要的。而且，硬是每天都吃三、四顆蛋，也會膩到怕吧。

KEY

5-2

驅逐脂肪？

「油吃多了，會胖！」「膽固醇太高了，要忌脂肪！」現代人，怕油、怕胖、怕膽固醇；許多想減肥的人，更是完全不碰一丁點油，或是想辦法把吃進來的油排掉，深怕入口的每一滴油都會變成體脂肪、膽固醇，讓身材變形，增加罹患心血管疾病的風險。然而，脂肪果真如此萬惡？

其實，油脂不只是人體必需的營養，吃對油，還會讓人變得更年輕、更聰明、更健康。

脂肪的角色：神經絕緣體、免疫系統、腦部功能的重要成份

脂肪在身體裡扮演很多重要的角色，例如：我們的神經上面就包裹著一層層的脂肪，就像電線外面包裹的絕緣橡皮一樣，讓神經之間的通訊能夠更順暢。而神經細胞和其他細胞之間，也有很多地方會用到脂肪的衍生物來傳遞訊息。事實

上，脂肪和神經的運作息息相關，我們的大腦，就有百分之六十是由脂肪構成的。因此，脂肪的攝取，和我們的腦部功能、記憶力、情緒、敏銳度、反應能力等，都有很大的關聯。構成人體細胞的細胞膜，也都是由脂肪所組成的；另外，身體的免疫系統運作，也需要脂肪的參與，來調節免疫反應。

腦部和免疫系統所需要的脂肪，有一部分是身體自己製造的，另一部分是身體自己沒有辦法製造，需要從食物中攝取，稱為必需脂肪酸。通常，我們所吃進來的食物，會先經過消化分解之後，再轉變為組成身體的元素，例如：我們吃進豬肉，豬肉裡的蛋白質會分解成胺基酸，再重新組合成人體的組織。然而，我們所吃進來的脂肪，卻不會經過這樣的轉變，而是直接就變成身體脂肪的一部份。所以，如果我們吃進來的是豬油，那麼我們的細胞膜、大腦和神經，就可能都是由豬油構成的。前文多次強調，「You are what you eat.（人如其食）」，放在脂肪攝取的情形裡，也是相當貼切的形容。因此，我們必須要吃進對身體有幫助的油。

為健康加「好」油——Omega-3與Omega-6的比例不對，身體就會發炎

我們經由食物所攝取的油脂，可大致區分為飽和脂肪和不飽和脂肪兩大類。

飽和脂肪就是豬油、奶油、人造奶油（乳瑪琳）這一類，在常溫下會凝固的油脂；不飽和脂肪如：橄欖油、大豆油、葵花油、葡萄籽油等植物性的，在常溫時仍保持液態。飽和脂肪所提供的是單純的卡路里熱量，也就是大家避之唯恐不及的肥油。我們可以想像一下，如果吃進來的油，都是飽和脂肪，那麼大腦和神經就被一層層又厚又硬的油包住，每一個細胞也都變得很僵硬，這樣當然神經傳導就會發生問題，很多的生理功能也都會變得不正常。另外，油炸過後的油、和烘焙糕點所用的酥油，也都會有同樣的問題。相對的，不飽和脂肪裡的脂肪酸，才是人體真正所需要的。

在不飽和脂肪當中，依照結構的不同，可區分為：多元不飽和脂肪酸及單元不飽和脂肪酸兩類。多元不飽和脂肪酸，包括：Omega-3 和 Omega-6 兩種。Omega-6 脂肪酸主要來自於植物性的油，例如：葵花油、玉米油、大豆油等，這些都是日常的烹調用油。而 Omega-3 主要來自於深海魚油，例如：EPA 和 DHA 等。**Omega-3 和 Omega-6 兩類脂肪酸在身體裡面會轉變為神經傳導物質和免疫反應的調控因子，對於心智功能、記憶力、情緒控制、以及發炎反應的控制，都有很重要的角色。**這兩種脂肪酸的攝取必須均衡，最好是能維持 2～4：1（Omega-6：Omega-3）的攝取比例，才能夠維持這些生理反應的正常。然而，現代的飲食方式，常常會吃進過多的 Omega-6 脂肪酸，而缺少 Omega-3 脂肪酸，如此將會容易讓身體發炎，並且導致情緒不穩定、憂鬱、經前症候群等。因此，會建議多補充 Omega-3 脂肪酸，恢復脂肪酸的均衡，來改善這些問題。

另外，單元不飽和脂肪，也在近年來逐漸受到醫學界的重視，特別是 Omega-9 單元不飽和脂肪酸，已經有許多研究證實具有降低血膽固醇，以及低密度脂蛋白（壞的膽固醇）的效果。在地中海國家廣泛使用的橄欖油，就含有豐富的 Omega-9 脂肪酸（大約百分之七十）。

好油怕高溫，會產生自由基

橄欖油是很健康的油，但不同的產地和製造方法，也會有不同的品質。在南歐國家，對於好的橄欖油的鑑賞，就像是對紅酒的品味一樣，都是一門很大的學問。市面上最常見的橄欖油，大多都是來自西班牙和義大利。事實上，橄欖油產量最多的是西班牙，最會行銷的是義大利，然而品質最好的，卻是在希臘，這是因為希臘的氣候最適合橄欖的生長。橄欖成長要有充沛的雨水，而且結成果實需要一至三年的時間，所以好的橄欖油並不是年年都有。一般種植橄欖的農莊，都會在橄欖收成之後，拿到工廠去榨油。最好的榨油方式，就是用最傳統的岩石輾磨和低溫壓榨，將油榨出之後，放置在木桶中貯藏一個月，讓它自然熟成純化。

這種方式能夠保留大部分的營養素，顏色也比較偏綠色，並且因為沒有人工的精製程序，看起來顏色較混濁，風味也和一般的橄欖油不同。這樣的油稱為特級初榨冷壓橄欖油（Extra Virgin Olive Oil）。而已經榨過一次油的橄欖，再經過加溫的方式，榨出第二道、第三道的油，這樣的油品質當然就不如特級初榨冷壓的了。

橄欖油雖好，但是也要懂得正確的使用方式。比如：哪一種橄欖油適合用於炒菜？事實上，所有的不飽和脂肪都很怕熱，也很怕光，都不適合拿來高溫烹調。然而很多人花了很多錢，買了很好的油回去，卻拿來煎炒炸。這樣高溫的烹調，會讓不飽和脂肪產生自由基，愈好的油經過高溫，就會因此變得愈毒。想像一下炒菜時的油煙，以及抽油煙機上面的油垢，如果吃進身體裡，都會黏在腸子上，長久下來當然容易發炎，甚至造成癌症。因此，愈好的油，一定要放在陰涼的地方保存，並且不可以加熱超過攝氏六十五度，最好是把食物先煮熟之後，再把油拌進去。

同樣的，深海魚裡含有豐富的 Omega-3 脂肪酸，也很怕高溫加熱，因此要藉此補充 Omega-3 脂肪酸，最好就直接吃生魚片，不要煎炒炸烤。很多人認為吃太多油會讓膽固醇上升，其實是因為吃進了太多高溫加熱過的油，讓身體發炎。**身體為了對抗發炎，就需要很多的類固醇，而類固醇的原料正是膽固醇，所以就製**

造出很多的膽固醇，才導致血膽固醇上升。如果懂得吃好油，除了會遠離發炎，膽固醇下降，還會讓大腦和神經的運作正常，預防許多重大疾病的發生。

脂肪酸不平衡與兒童學習障礙

過動兒的正式名稱為「注意力欠缺過動障礙（ADHD）」，常可以看到的症狀是注意力不易集中、活動量過多、行為衝動，而且沒有辦法好好的坐在椅子上，不是動手動腳、扭動身體，就是坐立不安、上課時離開座位，或者是靜不下來，有的時候則話很多。多年來，醫生也發現，過動兒經常有一些必需脂肪酸不平衡的症狀，包括：皮膚乾燥、過敏、口渴、頻尿，和頭髮雜亂、不易梳理等。直到一九八七年，醫學界才找出過動兒與必需脂肪酸不平衡相關的證據。

科學家很早便知道脂肪酸不平衡和暴力、攻擊有關，許多研究也發現低脂、低膽固醇會降低腦部血清促進素（Serotonin）的活性，並且改變腦部神經傳導物質功能，出現較多暴力和攻擊性行為，並且減少社交活動。一九八七年的一份研究報告就指出，注意力缺乏和過動兒童血液中，DHA和花生脂酸的含量都很低，而這兩種都是對腦部神經運作很重要的脂肪酸。另外，研究人員也發現餵母乳的小孩罹患過動的機率較低，而且餵食時間越長，罹患的機率越低，推測這是因為母乳中含有大量對神經運作很重要的脂肪酸如 GLA、ALA、DHA 和花生脂酸，然而在一九九七年之前，許多嬰兒配方奶粉完全不含這些成份。

除了攝取足夠的脂肪酸之外，必需脂肪酸對人的重要，關鍵在於「平衡」。醫學界發現在注意力缺乏及過動現象的兒童體內，Omega-6 和 Omega-3 脂肪酸的比例極度失衡，這種現象會影響神經系統的運作。一九九六年，美國普渡大學發現，血液中 omega-3 脂肪酸不足的兒童，比正常的兒童更容易出現發脾氣、衝動、焦慮和過動等行為和學習障礙的問題。**飲食中，Omega-6 對 Omega-3 脂肪酸的最好比例是保持在 2～4：1 之間**，但是根據科學家的估計，現代人飲食中的這兩種脂肪酸比例，卻甚至常高達 30：1。

Omega-3 脂肪酸主要存在於深海魚油，其中含有豐富的 DHA、EPA，海藻油、亞麻籽油、奇亞籽、核桃等也是很好的植物性來源。Omega-6 脂肪酸則常見於葵花油、玉米油、芝麻油和動物肉類、牛奶、蛋等等。由於現代飲食內容和用油習慣的改變，甚至許多人為了減肥而不吃任何的油脂，經常造成體內脂肪酸的不平衡，對於成人會造成如憂鬱、神經性疾病等影響，在兒童身上就容易出現學習障礙、過動等情形。

吃錯油，才會變笨

食物中的油脂，有許多在腦部扮演非常重要的角色，如：Omega-3 脂肪酸 DHA；相對的，有些油脂也會破壞腦細胞，例如：反式脂肪酸。

食物中的油脂大多數是由脂肪酸和甘油所構成，脂肪酸的重要功能之一是形成所有細胞的細胞膜，以及衍生為各種人體所需的訊息傳導物質。正常的脂肪酸是以「順式」存在，分子結構比較彎曲，在人體細胞膜上所佔的空間也比較大，賦予細胞膜保持液態和柔軟的特質，讓物質可以穿過細胞膜，或是讓蛋白質傳遞訊息、以及執行生理功能。例如：順式 Omega-3 脂肪酸 DHA 結構上彎曲的形狀，對於腦神經細胞膜上的電流傳遞就非常的重要。相對的，反式脂肪酸的結構比較接近直線，而且在室溫下接近固態，雖然結構上是屬於不飽和脂肪酸，但特性卻比較接近飽和脂肪，一旦反式脂肪酸也出現在細胞膜的結構上，將會使細胞膜變得僵硬、缺乏彈性，因而干擾了細胞正常的生理功能。

日常生活中，反式脂肪酸隨處可見，只要不飽和的脂肪（如沙拉油）加熱過久、或是油炸、製造人造奶油的氫化過程，都會讓原本順式的脂肪酸轉變為反式。不幸的是，反式脂肪酸一旦進入人體，就很容易進入腦細胞，並且取代掉

Omega-3 脂肪酸 DHA 原本的位置。當反式脂肪酸進入腦部，不但會影響原本正常的神經運作，更會干擾腦部製造 DHA 的過程。而國人一般的飲食狀況本來就比較容易缺乏 DHA，這就已經對腦部造成潛在的威脅，而加上大量地攝取反式脂肪酸，就造成更嚴重的問題。

一般常見的高脂肪食物，通常都含有大量的反式脂肪酸，例如：油炸食物、餅乾糕點、巧克力糖果、美乃滋等，其他如氫化的油脂：人造奶油、乳瑪琳等。所以，如果真的攝取過多的反式脂肪酸，的確有可能讓人的判斷力及智能出現問題。

相對的，腦部運作所需要的，是大量多元不飽和的順式脂肪酸，例如：DHA、EPA、次亞麻油酸等，通常存在於：鮭魚、鮪魚等深海魚類，葵瓜籽、南瓜籽、亞麻籽、杏仁、核桃等堅果類。

萬一，曾經不慎攝食太多反式脂肪酸，最好藉由細胞不斷更新的過程，攝取大量的順式脂肪酸，逐漸替換掉舊有的細胞膜，讓神經恢復正常的功能。同樣攝取脂肪，只要攝取正確，不但不會變笨，還能變得更聰明。

聰明用油－均衡攝取 Omega-3 與 Omega-6

促發炎	抗發炎
Omega-6 脂肪酸 大部分堅果種子油，如大豆油、芝麻油、玉米油、棉籽油等	**Omega-3 脂肪酸** 魚油、海藻油、亞麻籽油、紫蘇油 **Omega-9 脂肪酸** 橄欖油、苦茶油、芥花油

KEY

5-3

美麗或哀愁？

基因改造食品問世以來，疑慮與爭議不曾斷過。支持者認為，基因改造食品可以解決糧荒和飢餓、提高農業產能、增進食物的營養素……是一種永續經營的解決方案；反對者則擔憂，基因改造食品對人體的潛在健康危害、對自然法則和生態平衡的影響……到底基因改造食品，是永續經營的美麗夢想？或是一步步走向浩劫的哀愁悲劇？

人定勝天？

基因科技快速發展，在醫學上已經被應用來進行檢測、了解疾病的成因、設計藥物、甚至預測疾病的風險。然而，比醫學應用更早的是，人類已經用基因科技來創造新的物種，特別是用在農作產品的改良上。

以往在進行農產品育種時，都需要反覆的配種，雜交、或是嫁接，才能產生所要的新品種，而且還不一定能成功。但是透過基因工程的技術，只要在農作物中改變部份的基因，就可以快速的製造出想要的新品種，讓農作物的營養價值更高，產量更多，對病蟲害的抵抗力更強等。

基因改良食品之所以發展迅速，是因為這樣的技術可以打破物種的藩籬，直接依照需求，把某一個物種身上，具有特定功能的基因插入到另一個物種的基因裡面，製造出新的物種。舉例來說，原本番茄是容易受凍損傷的作物，而科學家為了要培育出能夠抗寒的番茄，以減少保存時的腐壞，所以就從北極的魚類體內，分離出具有抗寒能力的基因，轉殖到番茄裡，製造出具有抗凍能力的基因番茄。

大多數基因改良食品，都是為了要改善農作物的產量，有些是植入抗病蟲害的基因，讓病蟲吃了這種作物就會中毒而死；也有的是植入抗除草劑的基因，這樣就可以在種植時，直接使用除草劑來去除雜草，不用擔心是否會影響到農作物；近來還有人正嘗試培育會製造出不含乳糖牛乳的牛隻，以避免人類喝牛奶後產生乳糖不耐症。然而，目前基因改良食物所使用的基因，雖然都以「對人體無害」為前提，但也沒有人可以保證這些基因在新的物種裡，會不會再次突變重組，影響人體的健康。而且，這些新的物種生活在環境中，假如發生意料之外的危機，影響層面之廣，可能將會危及整個地球生態。

這樣的問題，可不能只是抱著「人定勝天」的信念。舉例來說，現在全世界百分之六十的食物，都來自於六種農作物，在未來很有可能透過基因改良的技術，讓全世界只有一種稻米品種，不但適合所有的地形氣候，可以對抗所有的病蟲害，不必施用肥料農藥，而且產量是以前品種的好幾倍，這似乎就是所有農夫心目中的夢幻稻米了。然而，就像電影《侏羅紀公園》（Jurassic Park）裡所描述的，「生命會自己尋找出路」，萬一出現一種全新型態的病蟲害，不是這種稻米所能夠對抗的，就可能會將這種稻米消滅殆盡，引起全世界的大飢荒。

魚番茄？蠍子馬鈴薯？福或禍？

新的物種產生，對於原有的生態，一定會造成衝擊。過去，不乏許多因為外來的物種侵入，而導致生態破壞的問題發生。例如：澳洲的兔子危機，當初只是有人從英國帶了十對家兔到澳洲，卻繁殖過於迅速，進行野放，結果造成澳洲野兔過剩，至少影響了四十二種以上動物的生存，對於植物的破壞更是不計其數。同樣的，曾在台灣發生的福壽螺和非洲大蝸牛事件，更是禍延至今。

現在，這些基因改良後的農作物，大多都具有較強的生命力，引發生態浩劫的可能性讓人不得不慎。另外，基因改良食品的安全性，也是許多人所擔憂的問題。有些學者認為，傳統的混種、嫁接等方式所培育出來的農產品，也算是基因改良的食物，而人類已經吃這種食物一、二十年，都沒有發生過問題，所以現代透過基因轉殖所做成的基因改良食品，應該也是安全的。然而，這樣的想法卻不一定正確。因為，現代的基因改良食品，大多是進行跨越物種藩籬的基因轉殖，在玉米和大豆當中放進細菌的基因、在番茄當中放進魚的基因、將蠍子的基因轉殖入馬鈴薯裡等等。這樣的基因改良食物，其食物中的成分和以前差距很大，不能一概而論。

陸陸續續有報導揭發基因食品對人體的健康危害，例如：有人因為吃了基因改良玉米所製造的食物，而引起過敏反應。這可能就是因為基因改良玉米中出現了新的蛋白質所致。近來，也有學者開始研究，這些插入到食物裡的基因，會不會造成其他物種的改變。比如：抗除草劑的基因，會不會讓其他的植物轉變成超級雜草？抗病蟲害的毒素基因，會不會讓腸道裡的細菌變成劇毒的病菌？這些問題現在都還沒有確切的答案，然而這些農產品或其加工食品，卻已經充斥在我們的生活周遭。

台灣每年所進口的大量黃豆與玉米中，有極高的比例是基因改造黃豆與基因改造玉米，含基因改造原料的加工食品更多，如：豆類製品、罐頭、調味醬料、麵醬等。在食品的標示上，於超市流通的商品，有標示者多，但在傳統市場通路，則甚少有標示。在熟食方面，速食店的漢堡、薯條、湯及飲品等，也有基因改造食品的蹤跡；夜市或路邊小吃攤所販賣的食物，基於成本考量，也會使用基因改造食品。

基因改造食品的安全性未明，但在支持與反對，還有其他各方勢力的角力之下，也未被明令禁用，是否會是下一個食品安全的未爆彈，令人憂慮。

KEY
5-4

一氧化氮的告白

大多數人對於一氧化氮（NO）的認知，可能不外乎是毒氣、廢氣，是有害人體的氣體、空氣汙染源。一氧化氮也是自由基，一聽到自由基，大家可能就更覺得，一氧化氮絕非好物了。然而，一氧化氮果真有那麼壞？

年度明星分子

作為自由基的一分子，一氧化氮卻是好的自由基，是人體新陳代謝中自行產生的，更擔負了重要的生理功能，是人體內的必需重要元素之一。

近代醫學對於自由基或過氧化物的研究，多聚焦在自由基對細胞和生理機能所造成的傷害，例如：過氧化脂質對動脈硬化和心血管疾病的影響，以及自由基破壞染色體基因所造成的細胞變異。但是，並不是所有的自由基都對身體有害，部分有害的自由基可能來自於不良的飲食和環境，也有部分是人體新陳代謝中自行產生的，但是，更有一些自由基則是擔負了重要的生理功能，一氧化氮就是其中之一。

一氧化氮有益人體的功能被發現後，愈來愈多科學家投入關於一氧化氮的研究與應用。一九九二年，一氧化氮被《科學》雜誌評選為「年度明星分子」。一九九八年，三名科學家因研究一氧化氮在心血管系統上的功用而被授予諾貝爾生理醫學獎。

心血管疾病的新救星

一開始，一氧化氮被視為只是新陳代謝過程中的產物，後來，科學家研究發現，它的生理功能角色十分重要，特別是在訊息傳遞的功能上，醫學界甚至因此設計出種種藥物，例如：威而鋼就是運用一氧化氮在擴張血管的功能而產生作用。近來，一氧化氮更被廣泛應用於藥物與保健食品領域。

一氧化氮的生理功能涵蓋：心血管系統、免疫系統、循環系統，甚至中樞神經系統和泌尿生殖系統，人體內有血液的地方就有它；它是一個重要的訊息傳遞者，也同時兼具調節血液循環的重要角色。目前，醫學上，已將一氧化氮運用於預防和治療心血管疾病及癌症。

一氧化氮在身體發炎、免疫反應上的訊息傳遞身分也很重要。例如：當腸道中的免疫系統受到有毒細菌、酵母菌、水生寄生蟲、隱孢子蟲、梨形蟲或痢疾阿米巴等的感染刺激時，腸道內的免疫系統會受到刺激物的活化之後，改變細胞激素（Cytokines）的基因表現，散播發炎的信號，告知全身各部位對抗必須加以消滅的入侵者。

失去平衡，好也會變壞

一氧化氮就是在發炎警告反應中產生的一種物質。在分子層次中，一氧化氮是幫助控制免疫系統功能的最重要分子之一。身負傳遞訊息的任務，它是一種「好」的分子，它的存在對於通知細胞對抗外來入侵者非常重要。不過，當它過量出現時，就會變成「壞」分子；因為，過多的一氧化氮會造成發炎反應。

腸道是身體接觸外界的第一線，大約有百分之七十的免疫系統集中於此，當腸道中出現有害或有毒的細菌，就會產生過量的一氧化氮。腸道中的細菌大致可分為三類：

❶益菌和共生菌，如：雙岐桿菌和乳酸桿菌等，可以幫助消化食物，並且製造某些維他命和其他營養素供人體吸收利用，幫助維護免疫系統。

❷是片利共生型的細菌，它們不會幫助也不會傷害人體。

❸屬於寄生菌或有毒的細菌，包括：梭狀芽胞桿菌（Clostridia）、會製造毒素的大腸桿菌和沙門氏桿菌、酵母菌等。這些有害菌會對食物殘渣進行腐敗性的發酵，並且製造毒素，刺激腸道的免疫系統，造成慢性發炎。

因此，改變腸道中的細菌生態，增加好的細菌，可以減少對於腸道免疫系統的刺激，不致產生過量的一氧化氮，避免發炎的情形惡化。類似像一氧化氮這樣的分子，就如同荷爾蒙對身體的作用一樣，代表著不同的訊息，必須維持平衡狀態，過量與不足，好分子也會變為壞分子，從守護者變成危害者。

KEY 5-5

是友非敵！

細菌都是洪水猛獸？不，細菌也有好的！益生菌就是，而且還是人類維持健康重要的共生夥伴！

在之前的章節，已一再強調，腸道是身體重要的免疫系統，人體百分之七十以上的免疫細胞集中在腸道。腸道菌相的平衡，與人體的新陳代謝疾病、自體免疫疾病、癌症、精神及神經退化等疾病皆有密切關聯。而主控調節免疫功能的角色就是存在於腸道中的眾多益生菌（Probiotics）。廣義而言，益生菌指的是，可以促進腸道菌相平衡，增加宿主健康效益的「活的微生物」。科學研究並顯示，益生菌對於健康正面影響遠超過有可能的負面影響。

同樣是細菌，命運大不同。好菌是身體健康所不可或缺，壞菌卻教人避之唯恐不及。

益菌 ABC

適合應用於人體治療的益生菌主要分成兩大類：

第一類是乳酸桿菌屬。其中，最常被提到的嗜酸乳桿菌（Lactobacillus acidophilus），就是俗稱的A菌，是最早被量產而應用於人體的益生菌，能降低血中膽固醇濃度、調節免疫功能。二〇一五年的一篇文獻，提到了以A菌合併抗生素治療，不僅可以提升抗生素治療陰道炎的成效，也能減少抗藥性的可能。凱氏乳酸桿菌（Lactobacillus casei，或稱為乾酪乳酸桿菌），俗稱C菌，耐受胃酸的能力強，能有效地到達腸道定殖，可以預防腸道不適、用來減輕兒童輪狀病毒腸炎所引起的腹瀉，以及抑制過敏物質釋放，減緩異位性皮膚炎症狀。另一株有名的雷曼氏乳酸桿菌（Lactobacillus rhamnosus GG，或稱鼠李糖乳酸桿菌），是第一株被證實能在人體腸道內存活，並且定殖的益生菌，可降低對於乳製品以及相關食物過敏反應，並可以用來治療不明原因或急性的腹瀉，以及異位性皮膚炎。

第二類是雙歧桿菌屬。其中的比菲德氏菌（Bifidobacterium bifidum）就是俗稱的B菌，有助於維持腸道的酸性環境，能減少腸道內有害菌的繁殖、增強免疫力、降低膽固醇及改善便秘。

記得你的好——益生菌

好處多多的益生菌，就臨床功能來看的話，主要的正面功效包括：

❶ 促進維生素B群及維生素K的合成。
❷ 穩定腸道菌相，並抑制腸內病菌。
❸ 產生免疫物質，誘發免疫細胞活性，增強宿主抗菌及抗病毒能力。
❹ 降低血中膽固醇含量。
❺ 降低大腸癌罹癌風險。
❻ 抑制腫瘤生長（例如：乳癌及膀胱癌）。
❼ 與致病菌競爭，在腸道上皮細胞附著及形成屏蔽作用。
❽ 維持腸道表面保護層的完整，促進免疫調節作用。
❾ 改變過敏蛋白質的抗原性，降低過敏反應的程度。
❿ 促進乳糖的消化，改善乳糖耐受不良。
⓫ 改善使用抗生素後所導致腸道益菌的減少。
⓬ 緩解習慣性便秘。

更多可能的好處

然而，愈來愈多的研究發現，益生菌的功效可能不止於上述的諸多好處。

二〇一六年，美國加州理工學院的一篇動物實驗研究顯示，體內有腸道菌的老鼠比體內沒有腸道菌的老鼠更容易引發帕金森氏症的症狀。似乎顯示，服用益生菌後，抑制這些可能引起帕金森氏症的壞菌，就可能可以用來預防或治療帕金森氏症。若將來可以應用在人體上的話，對於許多罹病和可能的潛在患者，不啻為一大福音，可免除掉現行用來治療帕金森氏症藥物可能的副作用，達到更安全的治療。

同樣是在二〇一六年發表的一篇台灣本土性的動物實驗報告指稱，耗時四年，國家衛生研究院找到可以抑制 dusp6（雙特異性去磷酸酶）基因表現的特定腸道細菌菌株，一旦抑制 dusp6 基因，就可降低腸道上皮細胞的通透性，亦即增加緊密度，藉此維持腸黏膜與腸道菌相之間的平衡，並避免細菌內毒素滲漏至全身血液循環而引起全身性的慢性發炎。此外，抑制 dusp6 基因也可逆轉被高脂肪食物擾亂的腸道基因群表現、降低高脂肪食物引致的T細胞發炎反應，透過穩定腸道免疫調節來維持有利於宿主代謝之菌相。因此預期，該特定菌株可有效地增加宿主能量消耗，而進一步達到抑制飲食所引起肥胖的效果。

客製化免疫益生菌

益生菌很好、很重要，但每個人的基因、飲食習慣、生活型態都不一樣，腸道環境自然也是獨特的，如何適切地補充益生菌，以平衡個人腸道菌相，達到調節免疫力的功用呢？

答案是，客製化免疫益生菌。從個人的血液中分離出免疫細胞，與益生菌進行配對，便能找出適合個人免疫狀況的益生菌，即個人化免疫益生菌。根據個人免疫狀況，給予適合的菌種與用量，製成口服膠囊，不但可以有效改善免疫失衡，還能減少許多免疫用藥的副作用；惟免疫益生菌的使用，無法完全取代特定疾病的特定藥物治療，例如免疫抑制劑等。服用時，還需隨時監控免疫反應，適時調整菌種與用量。

KEY

5-6

浩劫？餘生！

用「浩劫」來形容，其實一點也不為過！因為，環境荷爾蒙的嚴重性遠遠超乎我們所能想像，影響所及不僅限於人類，還威脅到整個生態。沒錯，由人類一手主導演進的環境荷爾蒙，正讓地球面臨浩劫！

這場浩劫在十八世紀工業革命時就埋下了因。二百多年來，始於人性需求的產業與科技發展，一再締造所謂的文明奇蹟，便利且舒適了大多數人們的生活，可是巨量的化學合成物卻嚴酷地汙染了自然生態（別忘了，人類也是自然生態裡的一環）。時至今日，當人們正盡情地享受文明、高科技生活時，自然生態則以各種變異的方式在凋零或反襲。

無庸置疑的，我們全都身陷於一個毒素無所不在的環境中，完全難以置身於外！更令人憂心的是，眼前這些毒素的影響，還會代代相傳，然後一點一滴、靜悄悄地竊取整個地球的未來。

活過的證明？就在你的身體內

一早醒來，好整以暇地起身、刷牙、洗臉、更衣、早餐、出門……或是，匆忙地洗漱、換裝之後，在上班的途中隨意買份早餐果腹……無論你是如何開始你的一天，幾乎都逃不掉和環境荷爾蒙接觸的機會。果真如此？會不會太危言聳聽了？更駭人聽聞的事實才正要娓娓道來呢！

姑且不論處處充斥著毒陷阱的戶外環境和食品安全，先從我們每天生活的空間——住家——檢視起。沙發墊、椅墊、床墊、枕頭、地毯、電視機、電腦、吹風機、手機、咖啡機、微波爐、烤箱……都可能含有多溴聯苯醚（阻燃劑）；牙膏、肥皂、洗手乳、潔顏乳、沐浴乳、洗髮精、香水、塑膠製用品和玩具……都可能含有鄰苯二甲酸酯；裝飲食的硬塑膠容器、罐頭（如：奶粉罐）內層塗料含有雙酚；老舊水管、牆上油漆可能有鉛；還有，殺蟲劑、抗菌劑、防腐劑……毒！毒！毒！無所不在的毒，即使窩在家裡，還是躲不過！

《國家地理雜誌》（NATIONAL GEOGRAPHIC）曾經做過一篇報導，由記者唐肯（David Ewing Duncan）親自進行一場體內化學物質的自我探索之旅，針對三百二十一種化學物質做血液及尿液檢測，結果令人咋舌，他體內竟然存在高達一百六十五種化學物質，包括：多氯聯苯、多溴聯苯醚、殺蟲劑、戴奧辛、鄰苯二甲酸酯、燃煤飛灰（PFA）、重金屬等。所幸，絕大多數的數值並未超出當時美國疾病管制中心（CDC）所公布的平均值。

唐肯體內這些多樣但微量毒素累積，可能來自他呼吸的空氣、喝的水和飲料、入口的食物、碰觸過的東西、使用的物品和器具……有些可能還可以追溯到他的胎兒時期，由他的母親經由胎盤和臍帶傳送給他，以及嬰兒時期，又從母乳中攝取了一些；綜言之，這林林總總的毒足跡，可謂是他「活過的證明」。

就一般醫學的角度而言，存在於唐肯體內的化學物質的量都未超標，基本上，他的身體是健康的。然而，一旦知道了這麼多，唐肯覺得，自己就再也無法一如以往般恣意享受生活的便利和美好了，例如：不沾鍋鍋具、芳香的洗髮精、防水布料，甚至於電腦、手機，還有那一年將近三十二萬公里的飛行。

搭飛機？一位長期關注飛機艙內多溴聯苯醚（PBDEs）問題的瑞典化學家奧克·伯格曼曾告訴唐肯，為了符合飛航安全標準，飛機艙內的設備到底使用了多少阻燃劑，著實令人驚奇。

環境荷爾蒙危機四伏，生物繁衍失常

一九五〇年代，佛羅里達，初冬，這原是禿鷹在此覓偶與交配的時節，卻罕見牠們求偶築巢、尋歡作樂，經過長期田野調查與研究發現，竟有高達八成的成年禿鷹是不孕的。性趣缺缺的可不只是佛羅里達的禿鷹。幾十年來，愈來愈多的調查和研究所得到的結果，除了野生動物不孕、畸胎比例提高，人類的生殖力也在下降。

繁殖力減退現象陸續發生在許多物種上，案例持續擴大與迅速累積，升高了科學家及相關人員的疑惑與憂慮，並進一步追蹤、探究，結果證實化學合成物質與生態汙染、荷爾蒙異常之間的關聯性。這些會干擾生物內分泌的人工合成化學物質，結構類似生物體內的激素（荷爾蒙），會擾亂生物的生殖系統，稱之為「內分泌干擾素（EDC，endocrine disrupting chemicals）」或「環境荷爾蒙」。

環境荷爾蒙的主要作用途徑為，先汙染環境，再經由食物鏈和身體接觸進入體內，以低水溶性和高脂溶性方式囤積於脂肪組織中，進而影響人類和動物的荷爾蒙運作，紊亂生殖系統，引發精蟲數不足、不孕、生殖器殘缺、畸胎，或是導致與荷爾蒙有關的癌症，如：乳癌、攝護腺癌等，除了上述症狀，也會影響腦部、神經系統和免疫功能。

一九九六年，一本由美國三位專家合著的 Our Stolen Future（中譯本書名《失竊的未來》）問世，在全球引起了相關大震撼與關注。從野生動物的研究、實驗室裡的發現，到醫學上的病例，藉由不同領域的探索，揭發了環境荷爾蒙對人類健康的威脅，尤其是生殖病變。

這三位專家：柯爾朋（Theo Colborn）是威斯康辛大學麥迪遜分校的動物學博士，杜馬諾思基（Dianne Dumanoski）是波士頓郵報的記者，麥爾斯（John Peterson Myers）是加州大學柏克萊分校的動物學博士。他們化身掃毒偵探，抽絲剝繭地針對野生動物和實驗室動物所發出的警訊進行偵察，當 DDT、多氯聯苯等環境荷爾蒙汙染生態的證據和事實一一浮現眼前，他們愈明白可能是怎麼一回事，不安與恐懼也就愈加深。

他們在自序中指出，早在一九五〇年時就有研究發現，DDT 會使公雞的性成長產生變異，導致所謂的「化學去勢」，這種現象明顯是受到荷爾蒙的影響；可惜，這份報告卻未公諸於世。含荷爾蒙活性的人工合成化學物質繼續以各種形式長驅直入人類的日常生活、入侵自然生態環境，再經由食物鏈又重回到了人類、自然生態，如此循環不止地荼毒地球。人類，企圖掌控地球的一切，包括大自然；未料，卻以自以為是的發明創傷了繁衍、學習和思考的能力。

偉大的發明？或世紀超級毒物？

多氯聯苯（PCBs）就是一個鼎鼎有名的冒牌荷爾蒙。可是，多氯聯苯問世之初，卻曾被視為是偉大和安全的發明，其不可燃且具有電絕緣的特性，讓它成為許多工業的寵兒，例如：應用於日常生活中必備的電器用品。舖天蓋地用了幾十年之後，當科學家們在汙染的土壤、空氣、水、河流、海洋、湖泊……有異常行為的魚類、鳥類及其他動物……甚至北極熊身上發現多氯聯苯毒蹤時，多氯聯苯早已融進環境中。

連北極熊體內都有多氯聯苯？是怎麼來的？跟母北極熊不孕又有多大的關聯？答案是：食物鏈。多氯聯苯分子跟著食物鏈到全球各地去旅行，讓身處荒野北極圈的北極熊也無法倖免。不只是北極熊，南極企鵝、抹香鯨、藍鰭鮪魚，甚至是人類的母乳裡，也都找得到，而且是在多氯聯苯被禁用了很久很久之後。

荷蘭曾有研究指出，母乳中的戴奧辛、多氯聯苯含量高，會影響嬰兒的牙齒成長、辨識能力和肌肉組織。《失竊的未來》書中也指出，餵食母乳，「所付出的不止是母愛和營養，同時也在傳遞高劑量的化學汙染物。」

內外兼修，提升解毒自癒能力

意識到環境荷爾蒙的嚴重性，聯合國環境署、歐美等先進國家已立法明文管制。然而，想要全面淨化地球，工程何等浩大、艱鉅，更是曠日廢時；不妨，先從每個人的自我淨身做起，趕緊內外兼修：將已累積在體內的毒素排出，同時避免接觸環境荷爾蒙。

目前，台灣已有專業的醫療診所能夠進行「環境汙染物檢驗」，利用高解析氣相層析質譜儀（GC/MS），找出囤積於人體內的環境毒素，包括：鄰苯二甲酸酯（Phthalates,PAEs）和對羥基苯甲酸酯（Parabens）等環境荷爾蒙。然後，再輔以進一步的功能醫學檢測，包括：肝臟解毒功能分析、雌激素代謝健康評估、全套代謝健康評估，了解個人的解毒及代謝功能，進而量身訂製專屬營養補充、飲食與生活建議，降低致病風險。由於，人體內大多數的環境毒素可以經由肝臟解毒系統有效地分解並排出體外；所以，健康且運作良好的肝臟是特別重要的。

平時，就要加強補充能有效協助提高體內淨化效能的營養素，如：肝臟排毒時所需的維生素B群、胺基酸和抗氧化劑；可以提升肝臟解毒酵素作用活性與修護肝細胞的葡醛酸鈉和植化素；還有，有助優化腸道菌相的益生菌和葡萄糖酸鈣。

外在方面，改變一下生活型態，也會讓人感受神清氣爽。一、避免攝入、接觸和吸入酚類，多注意一下所用產品的來源和成分，務必遠離「非離子界面活性劑」和菸草；二、增進排泄和代謝率，多攝取水分和運動，將毒素經由腎臟和皮膚排出體外；三、多吃十字花科食物，如：花椰菜、高麗菜、蘿蔔、芥菜等。

❶ 鄰苯二甲酸酯（Phthalates）

鄰苯二甲酸酯即塑化劑，廣泛使用於聚氯乙烯（PVC）、聚丙烯（PP）、聚乙烯（PE）、聚苯乙烯（PS）的生產，能使塑膠製品具有良好的延展性和穩定性，亦可添加於塗料、膠合劑、可塑劑、油墨中。舉凡：塑膠相關製品、牙刷、玩具、食品包裝、浴簾、雨衣、膠水、指甲油、驅蟲劑、油漆……都可能含有鄰苯二甲酸酯。

❷ 對羥基苯甲酸酯（Parabens）

在台灣，對羥基苯甲酸酯是合法的防腐劑，對黴菌、酵母菌等微生物具有良好的抑制效果，普遍添加於食品、化妝品、藥品、牙膏、洗髮精中。

❸ 酚類（Phenols）

烷基酚化合物（AP，Alkylates phenolic compounds）廣泛使用於非離子界面活性劑，是清潔劑與乳化劑等產品的原料，具浸透力與洗淨力。

烷基酚結構類似生物體內的雌激素，具有雌激素的特性，甚至可以取代雌激素，與雌激素受器結合。

常見的酚類有：

i. 雙酚 A（BPA）

主要存在於塑料回收標誌代碼 #3 和 #7 的塑膠製品中，通常用於生產透明硬塑膠，如：食品和飲料的容器、嬰兒奶瓶、塑膠水壺、塑膠餐具等，也可作為金屬容器的內層塗料。含雙酚 A 的塑膠容器經加熱後，會溶出雙酚 A。

研究發現，雙酚 A 與肥胖、甲狀腺功能失調、嬰兒神經系統發育遲緩、嬰兒性器官發展異常、成人性功能障礙等有關。

ii. 三氯沙（Triclosan）

是一種廣效抗菌劑，可殺死金黃色葡萄球菌、大腸桿菌等細菌和白色念珠菌等真菌，被廣泛使用於肥皂、沐浴乳、牙膏、漱口水等衛生用品和洗碗精、洗衣精等清潔用品中。

動物實驗中發現，三氯沙會導致甲狀腺素活性（T4）降低，影響甲狀腺荷爾蒙訊息傳遞。

❹ 多溴聯苯醚（Polybrominated Diphenyl Ethers，PBDEs）

多溴聯苯醚，可以阻斷燃燒反應，是一種阻燃劑，常用於塑膠及紡織製品上，用以防火及延緩火勢的蔓延。家具類（床墊、沙發、椅墊、地毯等）、電器用品（電視、電腦、電話、吹風機等）、建築材料……這些需要高防火性能的產品中，都含有阻燃劑。

動物實驗發現，多溴聯苯醚會影響生殖器官、腦部和神經系統的發育，也會干擾甲狀腺素功能，並導致肝臟腫大。

Youth

by Samuel Ullman

Youth is not a time of life; it is a state of mind; it is not a matter of rosy cheeks, red lips and supple knees; it is a matter of the will, a quality of the imagination, a vigor of the emotions; it is the freshness of the deep springs of life.

Youth means a temperamental predominance of courage over timidity of the appetite, for adventure over the love of ease. This often exists in a man of sixty more than a boy of twenty. Nobody grows old merely by a number of years. We grow old by deserting our ideals.

Years may wrinkle the skin, but to give up enthusiasm wrinkles the soul. Worry, fear, self-distrust bows the heart and turns the spirit back to dust.

Whether sixty or sixteen, there is in every human being's heart the lure of wonder, the unfailing child-like appetite of what's next, and the joy of the game of living. In the center of your heart and my heart there is a wireless station; so long as it receives messages of beauty, hope, cheer, courage and power from men and from the Infinite, so long are you young.

When the aerials are down, and your spirit is covered with snows of cynicism and the ice of pessimism, then you are grown old, even at twenty, but as long as your aerials are up, to catch the waves of optimism, there is hope you may die young at eighty.

結語

青春，由你自己定義！

〈青春〉（Youth）是美國麥克阿瑟（Douglas MacArthur）將軍、日本經營之神松下幸之助等名人很喜愛的短文，文中的句子經常被引用為格言。這篇短文是塞繆爾·厄爾曼（Samuel Ullman）於耄耋之齡時寫下的。厄爾曼七十多歲時才開始寫詩、散文，其中，〈青春〉最遐邇聞名，樂觀進取的詩意至今仍激勵著人心。

〈青春〉一開頭就直指，青春不是人生中的一段時光，而是一種心境。青春，不只是粉頰紅唇和敏捷的行動力，還要有充沛的意志力、想像力和熱情，才能常保生命泉源的清新活力。無論是六十歲，還是十六歲，只要有心追求人生的樂趣，接收天地間的美好、希望、快樂、勇氣與力量，就可以芳華永駐。樂觀以對人生的人，即使在八十高齡撒手塵寰，仍保有青春的姿態。

是啊！與其感嘆青春易逝、芳華不再，何不如厄爾曼所言，正向、積極地面對人生，盡情享受人生的美好，以不枉此生。更何況，除了厄爾曼所提到的樂觀心境之外，現代人其實已有更多、更好的選擇來支撐長壽且青春的姿態；也就是說，除了心境年輕，讓心靈不長皺紋，現代醫學已經進步到，歲月不會在皮膚上留下痕跡，身體也可以維持年輕，粉頰紅唇與敏捷的行動力都可以和歲月並進，那就是——預防醫學和抗衰老醫學。

這二十多年來，預防醫學和抗衰老醫學的長足進展，令人鼓舞，對前景充滿期望。長壽人生不再是奢求，預防疾病和延緩老化以增進生活品質更是可以期待的。實際年紀六十、身體（生理）年紀四十，身體康健地長壽，都是能夠實際達成的目標。

向來，年齡被視為是老態的指標，認為到了一定的年紀就必然會有怎麼樣的症狀或疾病，什麼「初老症」、「老年症候群」……成了熱門關鍵詞和轉貼文，連中了幾條症狀都成了茶餘飯後談笑的夯話題。然而，有多少人真正去了解、正視這些症狀，甚至認真地去解決或避免這些症狀？又或者，有太多人習於被時間和壓力追著跑，以致於心和身體都比實際年齡老得快，乾脆把「初老」、「老」拿來自我解嘲呢？

「老化」（aging），就字面意思來看，顯然是與時間脫不了干係，所以年齡會是指標之一。但就人體的功能性而言，保養得宜，是可以延緩衰老程度的；反之，疏於保養或揮霍濫用，是會加快老化速度的。所以，老、不老，不是只由年紀的數字來定義的。

「歲月不居，時節如流。五十之年，忽焉已至。」（孔融〈論盛孝章書〉）歲月是不待人，但人可以決定日子如何過。用心經營自己的人生，多對自己的身心花一點守護心思，你的身心也會回饋你健康與活力。青春，將確實不只是人生中的一段時光；青春，可以由你自己掌控與定義！

投入醫學領域近四十年，創建亞洲第一家抗衰老專業機構也逾二十年，豐富的經歷告訴我，日新月異的醫學科技延長了人類的壽命，但「活著」這件事，不僅是要長壽，更要活得健康、神采奕奕，生活有質感且有尊嚴。

無疑地，愈來愈長壽，已成趨勢。剛發表的一份美國研究指出，到二〇二〇年，人類的壽命可達一百一十五歲；在上世紀末，一九九〇年，人類的平均壽命是七十六歲。

而根據我國內政部發布的最新數據（二〇一六年九月），國人的平均壽命達八十．二歲，男性七七．〇一歲、女性八三．六二歲，均創歷年新高；八成一的男性和九成二的女性能活超過六十五歲，半數的男性能活過八十歲、半數的女性能活過八十五歲。

活得更長久既然是可預期的，那麼接下來的願景和重點應該是：如何延長生命裡的健康和菁華歲月，讓新老年（new old age）成為一件有尊嚴、有意義的事，而非久病纏身地虛度光陰。也就是，未來醫學的趨勢，不單要醫病，更要預防疾病於未然；健康的定義，不再與沒有缺陷和沒有疾病畫等號，還要升級為保持強壯安適的最佳狀態。

行醫以來，見過諸多疑難雜症，感觸良多，尤其是在小兒外科的那段日子，看到必須接受手術治療的小病人，痛苦地躺在病床上拚搏，心中何其不忍。於是，堅信可以用不同角度看待醫療和健康的我，毅然決然地轉進「抗衰老」領域，在那個醫學界還對「抗衰老」仍處於陌生、甚至排斥的年代。

我還記憶猶新，第一次赴美國參加「美國抗衰老醫學會（A4M, The American Academy of Anti-Aging Medicine）」是在一九九五年時，當時只有兩三百位醫生與會。時至今日，A4M已經擁有來自全球一百二十餘國的逾兩萬六千名會員。二十多年來，「抗衰老」已然逐步走向當代顯學，相關研究、發展與成果一再令人驚嘆，有些還相當振奮人心。

同樣地，在這二十年來，安法也一直與時俱進，除了與國外同步進行抗衰老臨床診療，也同時兼顧東方人的體質特性，研究開發適合東方人的檢測與臨床服務，建立了安法品牌的有效理論與應用方式，並已累積逾兩萬個成功案例，我自己就是其中之一。

人體的機能，在二十多歲達到顛峰，之後就會漸次走下坡，也就是開始衰老，至於衰老的時程則取決於個人。有心維護且用對方法照顧，確實可以延緩衰老、延長高峰期，實際年齡六十歲，但身體年齡僅四十歲，外貌年輕個十幾二十的，時有所見；反之，不到三十歲，看來就像是四十好幾，這樣的早衰案例可是屢見不鮮。所以，對生命有熱忱、有期待的人，「抗衰老」永遠不嫌早，及早用正向、積極的角度對待自己的健康，及早儲備健康的細胞，便可延長生命裡的菁華歲月，盡情享受長長的人生旅途。

然而，健康的維護是長期、持續且全面的。體能的改善、神采的恢復、細胞功能的重建，均非一朝一夕可及。於是，我在安法開發了抗衰老年度療程，以年度為程期，從解毒、新陳代謝、基因和健康弱點的補強、細胞組織的修復等，針對每位客人的需求提供客製化療程服務。

抗衰老醫學能夠逆轉老化，抗衰老療程可以有效地延緩衰老。從我和我的客戶身上，我們都見證了這樣的進展；以抗衰老療程加上抗衰老生活模式所帶來的身體改善，讓我們都變得年輕、有活力，我們也更能夠享受事業的成果和人生的美好。

我已年過六十，但身體機能狀態一直維持在四十歲左右，內外兼修，整體表現於外在的自然也是四十歲。很多人對我的活力秘訣感到好奇，其實我只是奉行我的抗衰老信念，並且持之以恆地身體力行。和安法的客人一樣，我做基因檢測、抗衰老評估，從根源打造專屬於我的抗衰老療程，從飲食、營養補充、內分泌、生活型態等各個面向，全方位照顧我的身體，並透過例行追蹤隨時調整療程，以維持在良好的狀態。

不老，是一種態度，是在乎、珍惜人生，對生命保有極高熱忱的表現。二十多年來，我總是以全新的角度看待自己的健康，每天都維持在最佳狀態，身心皆暢快，活得年輕且有活力！

抗衰老，不嫌早也不嫌遲，只要你願意起而行，真的不會老！

安法集團 王桂良 院長

後記

未來人類與人類未來

以現今科技、科學、生物、醫學在健康與益壽上的驚人進展，很快地，人類就會不知「老」為何物了。相對於二百五十歲，幾歲才算是「老」；若二百五十歲，卻還保有三十歲的外表和體能，那「老」又是什麼？或許你還無法想像，但也別急著斷然否定，因為這並非不無可能！正如同當初賈柏斯想把一整部電腦放進一支小小的手機裡一樣，多少人嗤之以鼻、看衰、嘲諷，而今人人都依賴著那一支功能只會愈來愈強大的智慧型手機。

從前述的文章中，我們已經明瞭，主動式管理自己的身體（了解基因特性），從基因層次啟動風險控制（優化與補強基因），將努力融入於日常生活中（飲食、營養與生活型態），健康與益壽都是做得到的。以安法診所二十多年來所累積的臨床經驗和大數據，即可以證實抗衰老的顯著成果。

在安法，我們為每一位客戶做長期的追蹤紀錄（以每十二年為一個區間），絕大多數的客戶在十二年的持續抗衰老療程之後，所有的指標都變好了，包括：精神、認知、代謝、血管、性功能、骨質、外表、頭髮……甚至原本有B型肝炎帶原的客戶，在十二年之後，竟有百分之二十九的比例，不僅B型肝炎帶原不見了，而且還出現抗體。這不是神奇，而是抗衰老的成效之一。舉例：一位在五十五歲時來到安法的客戶，來的時候便有血管硬化斑，但十二年之後，血管硬化斑明顯變小了，血流量大大增加，六十七歲時的他比起五十五歲時的他，不管是外表或是體內等各方面的健康情形都好上許多。光是血流量變好，對身體就好處多多，尤其更不可能與老年失智症沾上邊。

前瞻未來

現階段，經由基因檢測和客製化的抗衰老療程，已經可以掌控個體的基因表現，讓基因力升級，有效控制老化和疾病的風險，大幅提升自我的競爭力和生活品質。而一些正在進行、研發中的抗衰老實驗、技術和發明，也讓我們對未來充滿期待。例如：基因治療、基因工程、自體免疫細胞修飾（CAR-T，Chimeric Antigen Receptor T-Cell Immunotherapy，嵌合抗原受體T細胞免疫療法）、iPSC

（Induced pluripotent stem cell，誘導性多能幹細胞）療法、抗老藥（如降血糖藥 Metformin）等；還有，科技與醫療的整合發展，例如：晶片與奈米載體植入、3D 列印的人工器官、大數據與人工智慧的應用等。

❶ CRISPR-Cas9（分子剪刀）

在科學家解密了基因之後，基因治療和基因工程開始大躍進，甚至與生俱來的遺傳基因（基因型），也能透過基因編輯，在胚胎階段就進行基因修正，解決掉遺傳疾病。二〇一七年最新的實驗突破是，美國科學家首度成功利用 CRISPR-Cas9 編輯了人類胚胎基因，安全地修復了會導致心臟缺陷的嚴重基因突變，得到一個看來很健康的胚胎。CRISPR-Cas9 是一種「分子剪刀」，能夠剪斷突變的基因序列，促使胚胎以健康的基因複製來修復 DNA。這項研究目前仍在實驗室測試階段，倘若真的實現，將有潛力應用在特定遺傳突變所引發的疾病上，例如：亨丁頓舞蹈症、乙型地中海貧血、黑蒙性家族失智症、囊腫性纖維化、與 BRCA 有關的乳癌和卵巢癌等。

❷ CAR-T（自體免疫細胞修飾）

就連對抗癌細胞，也能運用基因工程技術，在從癌症病人身上分離出來的免疫T細胞上載入一個能夠識別腫瘤細胞及殺死腫瘤細胞的抗體，讓T細胞變身成CAR-T，即帶著GPS導航系統的恐怖攻擊細胞，只執行一項任務——專責針對癌細胞進行自殺式襲擊，直到癌細胞全數被殲滅。這是一種細胞療法，基本原理很簡單，就是以癌症病人的自身免疫細胞來清除癌細胞，達到治癒癌症的目標；但是技術門檻很高，也存在極大的臨床風險。至今，CAR-T還在白血病的臨床研究階段，但已被視為最有希望治癒癌症的技術。

❸ iPSC（誘導性多能幹細胞）

不像ESC（Embryonic stem cell，胚胎幹細胞）存在使用人類受精卵的道德問題，有諾貝爾醫學獎加持的iPSC，經過重新設定即可擁有類似ESC的潛能。只將幾個特定基因送進成熟、正常的體細胞裡，就能讓細胞回復成類似胚胎幹細胞的狀態。這種有如逆轉生物時鐘般的能力，為抗衰老醫學、再生醫學開啟更多可能性，也可能為阿茲海默症、帕金森氏症、第一型糖尿病等難解的疾病帶來希望之光。關於iPSC的臨床研究已經進行了約莫十年，雖然還有漫漫長路要走，但值得期待。

❹ Metformin（二甲雙胍）

這，真是一個意外的驚喜。一種原用於治療二型糖尿病的一線藥物 Metformin（二甲雙胍）降血糖藥，竟意外地被發現且證實具有延長動物壽命的功效。經美國食品暨藥物管理局（FDA）批准，已於二〇一六年進入人體實驗階段，召募三千名七十歲至八十歲的癌症、心臟病、老人失智症患者（或高風險患者）進行實驗。如果成功，這不僅將是第一款抗衰老藥物，也是最便利又便宜的抗衰老藥物，將把人類的平均壽命一舉推高至一百二十歲，舉凡與老化有關的疑難雜症，如：阿茲海默症、帕金森氏症，甚至癌症，都可望有解。

驚異的火花

而當先進科技聯手未來醫學，發展出一項又一項令人驚奇的成果，也教人覺得不可思議和不真實。例如：在人的腦子裡植入晶片以治療帕金森氏症，將裝有標靶藥物的智慧型奈米載體送進人體內以對抗衰老、癌症、阿茲海默症、早年衰老症候群（早衰症），以3D生物列印的人工器官進行移植，或是將人腦數位化、人工智慧化……如何想像，可能就在不久的未來，人類與機械的關係會親密到零距離或融為一體，人體內被置入愈來愈多的精密電子裝置，或是為了修復、治療目的，或是為了提升自體功能。

❶ 奈米醫療

將奈米技術運用於醫療的時程已經愈來愈接近。美國的未來學家瑞・庫茲威爾（Ray Kurzweil）十多年前即已預測，在二〇二〇年將出現醫療用奈米機器（人），可直接進入人體內從事醫療行為。這十多年來，奈米醫學的發展也朝著這個方向不斷前進。這種極其微小，小到足以輕易吞下或送進血管的奈米藥物或機器（人），具有自動導航功能，可以精準前往需要它們的目標部位，進行藥物投遞、細胞修復、治療病灶或清除衰老細胞，甚至在達成任務之後，還能安全地分解，不殘存在人體內。好一位幾近「來無影、去無蹤」的奈米醫生！

❷ 3D 生物列印

3D 列印人工器官的進展也愈來愈貼近真實。目前，已有醫生以 3D 列印的患者器官模型來模擬、輔助手術施行。不久前，澳洲更已研發出一台可以列印人類細胞的 3D 生物列印機，利用人類的表皮細胞生成幹細胞，再進一步生成心臟細胞，然後以 3D 列印機列印出可植入人體的心臟組織，這些細胞還會跳動，就像真的心臟一樣。未來，若真能以患者自體細胞製作生物墨水，再以 3D 列印出活體器官進行移植，需要器官移植的患者，不僅無需等待捐贈、配對，排斥的反應也大大降低。

❸ AI（人工智慧）

已在許多領域引領風騷的 AI（Artificial Intelligence，人工智慧），亦被視為找尋對抗衰老的捷徑，包括藉由 AI 大數據運算精準而快速的特性，研究細胞衰老的途徑，並找到替代衰老細胞的方法，縮短開發抗衰老藥物所需的冗長時間。抗衰老藥就像是長生不老藥，何時問世備受市場期待，已有藥品、生技公司不惜投入大筆資金請來 AI 協助開路。

擁抱「不知老」

回過頭去看幾十年前的科幻小說和電影，再對照今時的科技與醫學進展，人類的可能性確實早已被預見了。只能說，一日千里科技徹底顛覆了人類對醫療的想像，讓未來充滿無限的可能性。只是，未來人類還是「人」嗎？還是已成了科幻電影裡的「生化人」（Cyborg, cybernetic organism）？人類的未來也會像科幻電影情節般，因為某一環節的失控，而惹來毀滅危機？頂尖的醫療科技一再往前推進，確實帶給人類許多充滿希望的願景，同時可能也帶來前所未有的挑戰和爭議。不過，任何科技發展，在想望成真之前，一定會存在和面臨諸多的質疑，如同十年前第一代 iPhone 正式問世之前；然而，一旦劃時代的研發成功了，各方面發展日益成熟、周延，擁抱先進醫療科技的時代便來臨了。畢竟，醫療的進展是為維護人類的健康和壽命、提升生活的品質，何以抗拒。

國家圖書館出版品預行編目(CIP)資料

做基因的智者 / 王桂良、吳凱茹
馮俊哲、柯威旭著 -- 初版 . -- 臺北市 : 風和文創 , 2018.01
面 ; 17*23.4 公分
ISBN 978-986-94932-8-4(平裝)

1. 健康法 2. 基因

411.1 106021613

做基因的智者
一生受用的抗衰老養護之道

作　　者 王桂良、吳凱茹 、馮俊哲、柯威旭
總 經 理 李亦榛
特　　助 鄭澤琪
企劃編輯 張芳瑜
封面設計 Adrian.Hung
美術設計 亞樂設計有限公司
出版公司 風和文創事業有限公司
網　　址 www.sweethometw.com
辦公地址 台北市中山區南京東路 1 段 86 號 9 樓之 6
電　　話 02-25217328
傳　　真 02-25815212
EMAIL sh240@sweethometw.com

總 經 銷 聯合發行股份有限公司
地　　址 新北市新店區寶橋路 235 巷 6 弄 6 號 2 樓
電　　話 02-29178022
傳　　真 02-29156275

製　　版 彩峰造藝印像股份有限公司
印　　刷 勁詠印刷股份有限公司
裝　　訂 明和裝訂股份有限公司

定　　價 新台幣 320 元
出版日期 2019 年 4 月二刷